誰も教えてくれなかった
診断学
患者の言葉から診断仮説をどう作るか

野口善令
名古屋第二赤十字病院救急・総合内科 部長

福原俊一
京都大学医学研究科 医療疫学 教授

執筆協力
島田利彦
草津総合病院総合診療科 部長

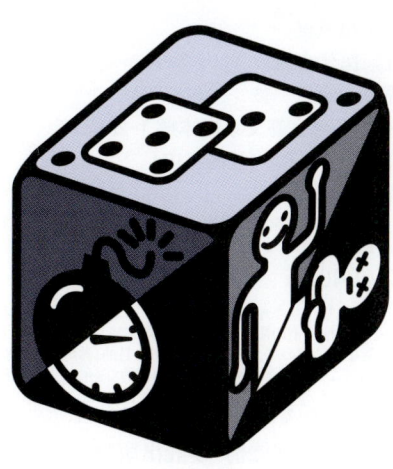

医学書院

● 著者プロフィール

野口善令　NOGUCHI　Yoshinori

1982 年名古屋市立大学卒．1992 年渡米し，Beth Israel Medical Center で内科研修を受け，米国内科専門医を取得．Tufts-New England Medical Center で臨床決断分析，Harvard School of Public Health で臨床疫学と EBM を学ぶ．帰国後，京都大学医学部附属病院総合診療部などを経て，現職は，名古屋第二赤十字病院救急・総合内科部長．卒後教育に従事し，診断の考え方のプロセスを研修医にわかりやすく教えることに情熱をそそいでいる．

福原俊一　FUKUHARA　Shunichi

北海道生まれ育ち．1979 年 北海道大学医学部医学科卒業．1979 年横須賀米海軍病院インターン，1980 年カリフォルニア大学サンフランシスコ校医学部内科レジデント，1983 年国立病院東京医療センター循環器科，1991 年ハーバード大学医学部臨床疫学部門客員研究員，1992 年ハーバード大学院修士課程卒業，同年東京大学医学部講師，2000 年京都大学大学院医学研究科教授，東京大学医学教育国際協力センター教授を併任，現在に至る．米国内科学会認定専門医．

誰も教えてくれなかった診断学
患者の言葉から診断仮説をどう作るか

発　行	2008 年 4 月 1 日　第 1 版第 1 刷 ⓒ
	2018 年 4 月 15 日　第 1 版第 11 刷
著　者	野口善令・福原俊一
発行者	株式会社　医学書院
	代表取締役　金原　俊
	〒113-8719　東京都文京区本郷 1-28-23
	電話　03-3817-5600（社内案内）

印刷・製本　三美印刷

本書の複製権・翻訳権・上映権・譲渡権・貸与権・公衆送信権（送信可能化権を含む）は株式会社医学書院が保有します．

ISBN978-4-260-00407-7

本書を無断で複製する行為（複写，スキャン，デジタルデータ化など）は，「私的使用のための複製」など著作権法上の限られた例外を除き禁じられています．大学，病院，診療所，企業などにおいて，業務上使用する目的（診療，研究活動を含む）で上記の行為を行うことは，その使用範囲が内部的であっても，私的使用には該当せず，違法です．また私的使用に該当する場合であっても，代行業者等の第三者に依頼して上記の行為を行うことは違法となります．

JCOPY〈出版者著作権管理機構　委託出版物〉
本書の無断複製は著作権法上での例外を除き禁じられています．複製される場合は，そのつど事前に，出版者著作権管理機構（電話 03-3513-6969，FAX 03-3513-6979，info@jcopy.or.jp）の許諾を得てください．

❖ この本の成り立ち─序にかえて

　最初に著者の一人（福原）がこの本を構想したのは 10 年以上前のことです．原点は，米国で臨床の修錬を終えて帰国後，日本の医学生や研修医教育に関わる中で，米国の臨床の良いところ・真髄ともいえる部分を何とか伝えたいがうまく伝えられないもどかしさにありました．いくつかの出版社の方に企画を持ちこみましたがご理解を得られず，なかなか形になりませんでした．福原が，同じ原点を共有し，形にする能力の高い野口氏に声をかけたのは 5 年前に佐賀で開かれた医学教育学会の帰りでした．わが国の医学教育の中では診断の思考プロセスが教えられることがないということから始まり，どうしたら診断推論を上達させることができるかを熱く語り合い意気投合しました．

　出版社に持ちこむ前に内容を決め書いてしまおうとなり，多忙な日程の隙間に何度も会合を持ちました．最初は 2 人が臨床研修後やはり米国で学んだ「臨床疫学の診断への活用」，および福原考案の「3 つの軸」を中心にしようと考えていましたが，何度も会合し議論を重ねていくうちに，「患者の言葉を変換する」，「適切なカードを引く」というコンセプトを思いつき，これが教えられていなかったから研修医はなかなか鑑別診断ができないということに気づきました．結局これがこの本の目玉になりました．これはまさに 2 人の協同作業の結晶といえ，議論することの価値を再認識しました．執筆は野口氏がより多くの部分を担当してくれました．野口氏の貢献がなければこの本を形にすることができなかったと思います．また執筆協力者の島田氏は，現場や若手医師の感覚に最も近いという特性を活かしたフィードバックや，表の一部，巻末の臨床疫学の用語説明の作成などで貢献をしてくれました．感謝の意を表します．

　医学書院に持ちこむ前にほとんどの原稿ができていましたが，その後も推敲と改訂を重ね，ずいぶん時間がかかりました．その間辛抱強くおつきあいいただいた編集の大橋尚彦氏に深謝します．手間と時間をかけただけ，診断推論についての新しい視点を盛り込むことができたのではないかとささやかな自負はありますが，勘違い，間違い，説明不足の点が随所にあるに違いありません．読者の皆様の忌憚のないご批判を歓迎いたします．また著者の意図をよく理解して魅力的なロゴを作成していただいた IRIS 社の大村さやか氏に深謝します．

　出版を前にして，「これまで内外の多くの指導医や患者から様々なことを学ばせていただいた．この本でその恩返しが少しでもできたかも知れない」と著者一同ほっとしたところです．我々が学ばせていただいことが，この本を通じてできるだけ多くの方々に伝われば，望外の喜びです．

　　　　　　　　　　　　　　　　　　　　　　　平成 20 年春　福原　俊一

はじめに

❖ 本書の原点・目的・構成

なぜ研修医のヤブ君は，有効な Problem Solving ができないのか？

「名医」はどのように診断をつけているのか？
研修医とどのように違うのか？

　この疑問は古くて新しい問題であり，まだ誰も完全に答えを出してはいない．そもそも「名医とは？」という議論を始めると，きりがない話になってしまいかねない．逆に「藪医者とは？」という議論のほうはまだやりやすそうだ．

　診療は，病歴，診察，検査・画像診断，診断，治療という流れでなされるのが一般的であり，医学部や卒後教育でもそのように教えられてきた．しかし，このような型どおりの診断の流れだけでは不十分ではないかと筆者らは考える．

　また，「医学知識を一生懸命勉強すればいい」「検査と画像診断をもれなくやっていれば，診断を間違うことはない」「なぜこんなことも知らないんだ！」「なぜ CT をとらなかったんだ！」というような言葉が，これまで医学部や教育病院で指導医の口から学生や研修医に対して投げかけられてきた．特にわが国では検査や治療の技術に医師の評価基準が偏りがちである．これでは，医師は単なる職人でいいことになってしまう．

　疾患に関する基本的な医学知識，病態生理的に患者の病態や疾患を理解するのは大前提だが，日々新しい知見が発表される現代においては，知識はすぐに古くなる．幸いわれわれはインターネットの時代にいるのだから，これを最大限利用しない手はない．いかに効率よく最新の情報にアクセスできるか，そしてその情報の質を評価できるかのほうが，知識の量よりはるかに重要である．

　筆者らは，上に挙げたようなアプローチだけでは，患者の臨床的な問題の解決（この本では以下，clinical problem solving と呼ぶ）に際して有効な働きをする臨床医を育てるためには，十分ではないと考えている．臨床医に求められる最も重要な素養は，知識や検査・治療技術よりも，思考力，判断力であると考える．

本書の原点と目的

　本書は，病歴や診察の仕方を教える基礎的な診断学の本，検査の読み方を解説する「検査診断学」の本，すなわち「診断をつけるためのマニュアル」ではないことをあらかじめお断りしておく．

　患者を前にして診断することの原点や真の目的は何だろう？　筆者らは，それは「正しい診断名をつける」ことでも，「この疾患に対してどのような検査をすればよいか」を考えることでもないと考える．ともすると，これまでの「診断学」は「診断のための診断」の弊に陥っていなかっただろうか？

　筆者らは，正確な診断名をつけることはむしろ二義的なことではないかと考える．診断行為の原点と真の目的は，「眼前の患者のアウトカムを少しでも良くする」という当たり前だが，見過ごされがちなこのことにこそあるとの立場に立つ．そして「その目的を達成するためには，どうすればよいか」を考え行動すること，すなわち有効な problem solving を行うことが，すべての臨床医に与えられた課題なのである．本書はこの有効な problem solving を行うための最も基本的な思考・判断方法や行動について，臨床疫学の理論や手法も活用しながら解説することを目的としている．

本書の構成

　本書は全5章から構成されている．なかでもエッセンスともいえるのが，以下の第1，2，3章の部分である．

● 「3つの軸」：有効な problem solving を行うための座標軸（第3章）

　筆者らは，本書の原点・目的に依拠して有効な problem solving を行うための基本的な座標軸として以下の「3つの軸」を提唱する．
　①「頻度・確率の軸」
　②「時間の軸」
　③「アウトカムの軸」

はじめに

　この3つの軸について読者のみなさんに理解していただくために，できるだけわかりやすく解説した．①の「頻度・確率の軸」を使って診断する方法が仮説演繹法であり，その理論的背景として臨床疫学があり，その詳細を第4章で解説している．②と③は，臨床疫学を用いた最近の医学教育でも明示的に教えられてこなかった視点である．しかし前述した「診断行動の原点と目的」に立ち戻れば，この点こそが最も重要であることは自明である．本書の特徴はこの視点を「時間の軸，アウトカムの軸」という言葉で可視化したことにある．

●「患者の言葉」から「カード」へ（第1章，第2章）

　筆者らは，当初より「研修医はなぜ鑑別診断を考えられないのか？」を明らかにすることを，この本の基本的な課題としていた．この課題の解決には本書の目玉である「3つの軸」だけでは不十分であるとも感じていた．何度にもわたる筆者らの話し合いの中で，患者さんの訴えを聞いたあと，鑑別診断を開始するまでの間に存在する思考プロセスがあること，そしてこれは今まで誰も明示的に説明しておらず，それゆえ医学部や研修病院でも教育されてこなかった（から研修医が鑑別診断がうまくできなかった）と思い至った．そしてこの気づきが「患者の言葉を医学的に翻訳する」（第1章），「コンパクトな，役に立つカードを引く」（第2章）という重要なステップに可視化することにつながったのである．

　本書では，筆者らが自らの経験や長時間にわたるディスカッションからたどりついた今のところベストだと考えられる解決策について述べる．もちろん考え方が正しいだけでは万能の名医になれるわけではない．"Best strategy, worst outcome"という言葉どおり，正しい診断の考え方に従って診療を行っても不幸な結末になることはあるかもしれない．それでも，手技だけでなく診断の考え方をマスターすれば問題解決能力は増し，自信もつき楽になるはずである．

　以上，本書の原点・目的と構成について述べた．本書が読者のみなさんのclinical problem solvingに少しでもお役に立てれば幸甚である．

2008年3月

野口善令・福原俊一

目次

この本の成り立ち―序にかえて　iii
プロローグ　ix

第1章　患者の言葉を問題解決に活用できる「生きた情報」に変換する ―――――1

第2章　Clinical Problem からカードを引く ―――――11
診断にまつわる不安から逃れるために　12
適切な病名を入れた質問をかたち作る　15
「カードを引く」段階での診断推論の失敗　28
1　カードを引こうとしない，考えない（思考停止）　28
2　カードを持っていない，カードの存在を知らない（知識不足）　31
3　誤ったインデックスのカードを引く，
　間違えたカードを引く（誤分類・誤翻訳）　35
4　カードが大きすぎる，「死にカード」を引く　40
5　カードの内容の誤り（鑑別診断の知識の誤り）　45

第3章　診断の3つの軸―カードの中身の作り方 ―――――57
3つの軸とは？　59
1　「頻度の軸」から見る：可能性の高そうなものから考える　62
2　「時間の軸」から見る：緊急性，治療の golden time，進行性　66
3　「アウトカムの軸」から見る：アウトカムの重大性，非可逆性，
　Red flag sign　74
3つの軸を使い分ける　87

第4章　カードから診断へ ―――――103
カードができてから考えること ― 仮説演繹法　104
1　仮説演繹法の考え方　104
診断仮説の検証エラー　149
1　出発点（事前確率）の推定が曖昧・その1　149

2 出発点(事前確率)の推定が曖昧・その2　152
3 出発点(事前確率)の見積もりの誤り　155
4 事後確率(検査後確率)の解釈の誤り・その1　161
5 事後確率(検査後確率)の解釈の誤り・その2　164

対立仮説の影響　169
1 複数の診断仮説　169
2 対立仮説との関連による診断推論の失敗　174

第5章　異なる診断推論アプローチ ―――― 183
1 可能性の高い鑑別診断を重点的に考える方法 ― 仮説演繹法　184
2 鑑別診断を系統的に徹底的に考える方法 ― 徹底的検討法　186
3 アルゴリズムを使う方法 ― アルゴリズム法　189
4 パターン認識　190

エピローグ　207

索引　217

● 付録
01 カードの在処(ありか)　209
02 検査前確率や検査特性についての参考資料　212
03 臨床疫学の基礎知識　213

● コラム
1-1 藪医者の語源　9
2-1 初心者のカード，達人のカード　25
2-2 誰も教えてくれなかったカード　52
3-1 カードを作るトレーニング　92
3-2 疾患の頻度，重症度は臨床の現場によって異なる　95
3-3 「どうして検査やってない」症候群　99
4-1 [診断推論の訓練法・1]診断のできる医者になるために　111
4-2 ROC曲線(受信者操作特性曲線)　133
4-3 [診断推論の訓練法・2]手持ちの「生きカード」を増やす　147
4-4 [診断推論の訓練法・3]適切なカードにたどりつく訓練を繰り返し行う　159
4-5 [診断推論の訓練法・4]診断を確率的に考える訓練を行う　168
4-6 独り言 ― 臨床疫学的思考を学んで　180

装丁：土屋みづほ
ロゴ・キャラクターイラスト作成：大村さやか（IRIS）

❖ プロローグ

こんな診療をしていて生き残れますか

> **Case**
>
> 「47歳の女性です．37〜38℃の発熱が1週間以上持続しており，CRPが5.6と高いので何らかの感染症が疑われます．入院させて抗菌薬を開始します」

毎日の臨床でこのような診療をしていませんか．
このままで大丈夫ですか．
臨床医として生き残っていけますか．
本当に患者さんの役に立っていますか．

このような治療をしていても，患者さんは3日後には熱が下がり，何ごともなく退院するかもしれない．しかし，いつもこんなやりかたでうまくいくとは限らない．時には悲劇的な経過をたどることがあり得る．

> **Case** ▶ つづき①
>
> 「第3世代抗菌薬を3日間使っても解熱しないので，抗菌薬をもっと切れのよいカルバペネム系に変更します」

結局この患者さんは，1週間後に脳出血を起こして亡くなった．
剖検の結果，大動脈弁に疣贅と弁輪部膿瘍が見つかり，感染性心内膜炎であったことが明らかになった．脳出血は中大脳動脈の感染性動脈瘤の破裂によるものであった．

プロローグ

　医療に対する風当たりが強くなり，医療紛争が毎日マスコミを賑わす時代になってしまった．曖昧な診療をしていてもとがめられない時代は終わったのである．見通しを持って診療を行うことが患者の側から強く求められ，医師の側がそれに応えられなければペナルティが課せられる時代になったといえよう．

　とはいえ，そこで昔はよかったというのではプロフェッショナルとしてあまりに情けない話である．鑑別すべき疾患は具体的に何なのか，何を狙って治療するのか，ということを常に考えながら診療を行い，不幸なアウトカムになる可能性を極力減らすよう努力することが必要である．偶然の幸運に頼らない診療をしてこそ，臨床医としての誇りを持って満足できる職業人生が送れるのではないだろうか．

　そうはいっても，多くの臨床医，研修医，医学生は具体的にどうしたらよいか戸惑うことと思う．わが国では，こういった考え方に基づく臨床教育のトレーニングがなされてこなかったからである．診断の考え方には筋道があるということを，教える側も教わる側も知らなかったために現在の混乱がある．

謝辞

　本書の執筆にあたり，以下の先生方にはモニターとしてご協力をいただきました．ここに，心より感謝の意を表します（敬称略，所属は当時）．

宮下　淳（洛和会音羽病院 総合診療科）
大島健志（新葛飾病院外科 後期研修医）
井上賀元（京都民医連中央病院 内科）
鳥取洋昭（京都民医連中央病院 研修医）

第1章

患者の言葉を問題解決に活用できる「生きた情報」に変換する

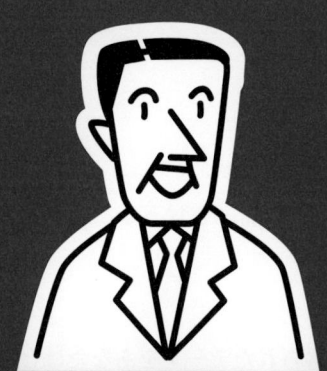
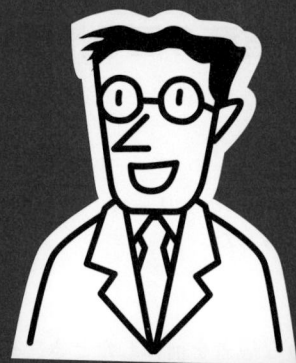

患者の問題解決(problem solving)は患者の話を聞くことから始まる．これまでの医学教育，臨床教育では，患者さんが話した言葉をそのまま受動的に聞き，これをカルテに記録したりプレゼンテーションすることが最もよい方法であると教える教師も少なくなく，またこれを鵜呑みにして長年実践している臨床医も珍しくはない．この発想の根底には，「頭を使って診断を考えるのは，すべての情報を集めたあと」という固定観念がある．

しかし，現実の problem solving は，患者と会った瞬間から始まっているのである(あるいはもっと正確にいえば，患者に会う前にその足音を聞いたときから始まっている)．真の problem solving は，患者さんの言葉をただ受動的に受け止めカルテにそのまま書くというようなことではなく，**患者さんから能動的に情報を引き出し，しかもこれを動きながら考える**というところに大きな特徴がある．これを行うのと行わないのとでは，より正しい診断にたどりつくまでの時間，不要な検査や治療の使用(これは医療費の節約の面のみでなく，不要な検査・治療によってもたらされる患者の心理的・身体的負担や有害事象のリスク)などの点で大きな差がある．すなわち患者個人レベルでも，社会的なレベルでも，医療の質や効率性を左右するたいへん重要なキーポイントになってくる．

「患者の言葉の医学情報化」

Case 1-1

52歳男性．サラリーマンで通勤途中に左胸の痛みを覚えることが多くなり，受診した．

このような患者を前にしたとき，患者から得られたデータをあなたはどのように「情報化」するだろうか．患者の話す言葉だけでは，問題解決のための生きた情報とはならない．まず，患者の言葉をうまく解釈して問題解決に活用できる「生きた情報」に変換する必要がある．これを筆者は「患者の言葉の医学情報化」と名づけた．

この変換の作業は，実は高度に知的な作業であるともいえる．なぜなら「無心に」患者さんの情報を聞いてるだけではだめで，患者さんの話している言葉がどのような医学的な意味をもっているのかを解釈し，またその話を聞きながら考えられる疾患名を想起する（頭に浮かべる）必要があり，そのためにはそれぞれの疾患に関する医学知識も蓄えていなければならないからである．

　例えば，狭心症という疾患名を頭に思い浮かべるときには，狭心症の患者が胸痛をどのように呈するのかをよく知っていなければならないのである．

　それでは，あなたは典型的な狭心症の患者がどのような特徴の胸痛を訴えるか知っているだろうか．以下にさまざまな胸痛の特徴について述べる．

(1) 典型的労作性狭心症の胸痛の特徴

　典型的労作性狭心症の胸痛には，以下のような特徴がある．
- 発作性である．
- 呼吸の苦しさ，発汗，悪心や嘔吐を伴うことがある．
- 痛みは左の腕や下顎に放散することがある．
- 胸痛として現れず，下顎のしびれや左腕のしびれだけが起きることもある．
- 安静や亜硝酸剤の服用によって寛解することが多い．

　それでは，狭心症でない胸痛（非狭心症）や「発作的」でない胸痛は，どのような特徴を持っているだろうか．

(2) 狭心症でない胸痛（非狭心症）の特徴

- 瞬間的な胸痛．
- 30分以上続く胸痛（冠状動脈疾患によって引き起こされているとすれば，急性心筋梗塞の可能性が非常に高くなる）．

(3)「発作的」でない胸痛の特徴

- 体位によって痛みの程度が変化する（筋肉や骨，肺などによる問題である可能性が高くなる）．
- 呼吸によって胸痛が増す（肺，胸膜あるいは心外膜および筋肉・骨の疾患で

ある可能性が高くなる).

　以上のように,「胸痛」といっても,さまざまである.患者は漠然と「胸が痛い」と訴えてくるかもしれないが,医師であるあなたは,これを問題解決に役立つような言葉に変換する必要があるわけである.
　このような変換の作業には,①あなたが患者の話を聞きながらすでに診断の仮説をいくつか頭に思い浮かべることができ,②さらにそれぞれの疾患名に特徴的な症状を知識として蓄えている,といった2つの条件が必要になってくる.あなたに,この2条件が備わっていて初めて,患者の発する言葉を医学的な用語に置き換える作業ができることになる.
　例えばCase 1-1の場合は,ケースプレゼンテーションにおいて主訴を次のように表現すると指導医から「かなりできるやつ」と評価されるだろう.
　「労作時に発症する発作的な前胸部痛.この胸痛に伴い,時に軽い呼吸困難や悪心,嘔気を認める.またこの痛みは顎の下や左腕に放散する.しかし20分以上は続いたことはない.ニトログリセリンを舌下服用した経験はない」
　このような病歴のプレゼンテーションを他の医師が聞けば,この医師がまず労作性狭心症のことを考え,しかもその特徴をよく知っていて,ちゃんと考えながら患者から病歴をとったということが一目瞭然である.
　では,「発作的」とはどのような意味だろうか.
　「いつもは無症状だが,あるきっかけ(労作,ストレス,喫煙)によって(よらないこともある)症状を自覚し(onset),特定の行動(安静)や治療(亜硝酸剤の舌下),あるいは自然に,一定時間内に寛解する」ことをさす.
　つまり,「発作的」とは以下の条件を満たすものである.
1) 通常は何の症状もない.
2) 発症(mode of onset)は突然のことが多いが,徐々に起きることもある.
3) 症状は何の誘因もなく発症する場合もあれば,何らかの誘因(労作,ストレス,喫煙,飲酒など)によって誘発されることもある.
4) 持続時間に絶対的な基準はないが,通常は時間〜日の単位であることが多い.
5) その症状は必ず消失する.
6) 同様の症状・エピソードを繰り返す.

表1-1 胸痛の種類と診断仮説

問題解決のために変換された言葉	特徴	想起する診断仮説
1.「発作性」の胸痛	本文参照	狭心症,発作性不整脈,上部消化管疾患
2.「突発性」の胸痛	突然,初めて	解離性動脈瘤,肺塞栓,血管断裂
3.「胸膜性」の胸痛	呼吸で増悪	肺炎,胸膜炎,心外膜炎
4.「慢性」の胸痛	常に症状あり	胸郭由来(骨,筋肉など神経・皮膚),肺腫瘍

　このような条件を満たす現象を「発作的」という1語で表現できることは,実に便利なことである.また,例えば胸痛が「発作的であるのか,ないのか」ということは,その胸痛を引き起こしている疾患の鑑別診断に決定的な意味を持つことになる.発作的でない胸痛,つまりいつも何らかの胸痛があるような狭心症ということはあり得ないのである.

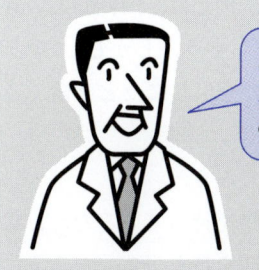

患者さんの訴えを問題解決に役立つ言葉に変換する.これがclinical problemとなる.

●診断の最初のステップ

　表1-1に,狭心症以外の胸痛を分類し,その特徴と具体的な疾患例を示す.この分類は,一般的な教科書にある解剖学的分類でも,病態生理学的分類でもない.あくまでも「問題解決のための分類」であることをご理解いただきたい.この分類法は,2章以降の「カードを引く」という考え方にも共通したものである.
　表1-1では,胸痛を「発作性」「突発性」「胸膜性」「慢性」などに分類している(これは「胸痛」の分類法の1つにすぎず,これにこだわる必要はない).まず患者の言葉から,その胸痛がどれにあてはまるかを分類していく.こうすることで,無駄な検査を行わずに,必要最低限の病歴情報と診察によって,少数の「診断仮説」(よくいう鑑別診断に近い)にたどりつくことができる.この少数の,

というところも肝心である．このリストが10以上もあるようだと，さらに絞り込みに多大な労力，時間，そして何よりも患者に負担を強いることになってしまう（これは2章でも詳しく解説する）．

なぜ患者の言葉の医学情報化は必要か？

以上，狭心症の例を用いて「患者の言葉を問題解決に活用できる『生きた情報』に変換する」ことの重要性について述べた．なぜこのようなことが必要なのだろうか．そのメリットについて考えてみよう．

(1) 患者の問題を整理することに役立つ

患者の問題を整理することは，2章の「Clinical Problem からカードを引く」で解説するカードの見出しを考えることにもつながる．例えば，「胸痛」というカードの見出しではあまりにも大きなカードになってしまう．しかし，「中年男性の発作性胸痛」であれば，焦点の絞られたカードの見出しにたどり着くことができるのだ．

その他，上記以外にメリットはいろいろ考えられるだろう．

患者は，さまざまな教育程度，医学知識，文化的背景を持っているため，患者の発する言葉，例えば「胸痛」は人によって異なる意味を持ち得る．ある人にとっては「皮膚の痛み」であり，ある人にとっては「呼吸の苦しさ」であったりする．したがって，患者の言葉をそのまま問題解決のために活用することは危険でさえある．

患者の問題を的確に効率よく扱えるようになるための第1ステップとして，ぜひこの能力を高めるようにする．

(2) 自分の「考え」を他の医師に明確に伝えることができる

同僚や上司にケースプレゼンテーションしたり，カルテに記録するときに，自分がどのような診断仮説を「考え」ながら患者から情報収集（病歴，診察）したかを伝えることができる．

(3) 患者の問題を他の医師と共有できる

　ケースプレゼンテーションやカルテに記録するときに，患者から得た言葉を「共通の用語＝他の医師と共有できる概念」に変換することにより，患者の問題を共有することができる[注]．これは，「clinical problem solving は一人でなく，医療チームの協力を得て行う」という原則からしてきわめて有効である．

注) 卒後研修必修化が実施される以前は，医科大学の卒業生は出身校の医師から研修を受けることが多かった．このような状況下では，それぞれの医局で特有の「言葉」が使用され，交流することが少なかったため，極端に言えば，「各医局で異国語を話していてコミュニケーションが難しい」ような状況さえあり得た．

第1章 患者の言葉を問題解決に活用できる「生きた情報」に変換する

> 第1章のまとめ

1. 臨床的な問題解決にはさまざまな制約がある．診察時間の制約だけでなく，刻々と悪化する患者が多いことから，時間をかけてはいられないことも多い．また，患者に身体的・心理的・経済的負担をかけることは避けたい．

2. したがって，臨床診断に至るまでの時間は短いほどよく，また検査も最小限にとどめたい．

3. 臨床診断を効率よく行うには，患者の言葉を受動的に聞くだけでは不十分であり，「生きた情報」にするために，医師側が能動的に働きかける必要がある．

4. 情報収集にあたっては漫然と行うのではなく，「動きながら考える」必要がある．仮説検証のために，医師は「焦点を絞った」病歴聴取と診察をする．

5. 患者から得られた情報から自分の考え（仮説）を修正し，新たな質問を投げかけるという同時双方向的なプロセスが効果的である．

6. 患者の訴えを「問題解決のための生きた情報」にするためには，その問題を「解剖学的」「病態生理学的」に分類するだけでなく，発症，増悪・改善要因，随伴症状などに基づいて分類することが効果的である．

> コラム 1-1

藪医者の語源

　本書で活躍するヤブ君(籔医者)の語源にはいろいろな説がある．息抜きに藪医者の語源を調べてみた．

1) 野巫医(ヤブイ)の義(『広辞苑』『大辞泉』『日本語大辞典』『大言海』『佳言集覧』など)．
   - 巫医(フイ)とは「みこ」と「医者」のことで，古代「みこ」は祈りで病気を治したので医者と同類とみられていた(『論語』，子路)．舞楽によって神がかりの状態となり神意を人に伝える女(時に男も)が「みこ」であるが，医者も薬や鍼灸の他に加持祈祷の呪術によって治療したので巫医(フイ)という言葉が生まれた．
   - 野巫医(ヤブイ)とは田舎の巫医(フイ)の意で，野は「町はずれ，田舎，郊外」の意の他に，「飾り気がない，ありのまま(野生，野趣)」の意味もあり，また転じて，「粗い，いやしい，精錬されていない(粗野，野蛮)」の意味も持つ．
2) ヤブ(草沢)深い僻地の医者の義(『於路加於比』)．
3) ヤブはヤフ(庸)の転か(『愚雑俎』)．庸は平凡な，並みの(凡庸)．
4) ヤブはサビの転で，似て非なるものの意(『勇魚鳥』)．籔コウジ，籔ソテツ，籔カンゾウ，籔ツバキ，籔タバコ，籔ラン，籔ニンジン．
5) 大家(タイケ)には招かれず，常に田夫野人(デンプヤジン)を治療するのみであるところから野夫(ヤブ)の義(『安斎随筆』)．
6) 但州ヤブ(養父)にいた良医から，それにあやかろうとしてヤブの名が蔓延したもの(『風俗文選』)．
7) 丹波国の名医の名を，力不足の弟子たちが勝手に用いた(『話の大辞典』日置正一)．

8) 貧しいために良薬が買えず，籔の中から草根木皮を取り集めて薬としたところから（『勇魚鳥』『話の大辞典』）．
9) 籔は見通しが悪いから．
10) カゼのときだけ騒ぐ．少しのカゼで大騒ぎする．

　以上は，「籔医者の話」(渡辺正雄：長岡市医師会たより No.261, 2001 年 12 月）より引用した（www.nagaoka-med.or.jp/kaihou/kaihou0112/kahou0112.html#watanabe）．

　籔医者はすっかり市民権を得ており，見通しが悪い意味から転じて，藪よりもさらに見通しのきかない「土手医者」，籔医者にも至らないこれから育って藪になる「タケノコ医者」という表現も生まれている．

第2章

Clinical Problem から
カードを引く

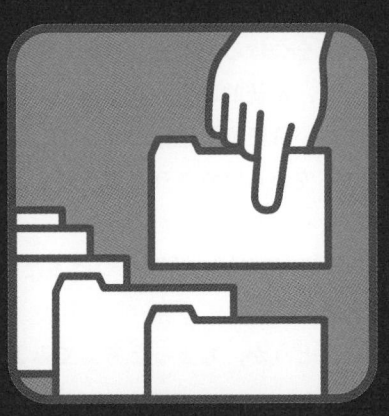

診断にまつわる不安から逃れるために

Case 2-1

26歳男性が，下痢を訴えて来院した．約5日前から下痢が出現し，治まらない．

例えばこの症例では，どのように診断を進めたらよいだろうか．
「下痢をしているから急性腸炎」
このようなスナップショット的な診断は経験を積めば有効になるが，あまりに短絡的すぎて何か大事な疾患を見落としていないか不安になることが多いだろう．

「何か見落としていないか」という不安に陥る心理

「何か大事な疾患を見落としているのではないだろうか」――この不安から脱却するためには，診断をつける際に系統的にもれがないように考える習慣をつける必要があるだろう．そうすれば診断に自信が持てるようになるはずである．筆者も，系統的に考えて診断をつける方法をマスターするまでは診断にまつわる不安から逃れられなかった．系統的にもれなく考えて診断に至る方法こそが正しい診断推論である．正しい診断推論を修得することによって診断に自信が持てるようになり，診療の不安から解放されるようになる．では，正しい診断推論を身につけるためにはどうしたらよいだろうか．

あたりまえであるが，臨床医が病気の診断をつけるためには，何かを疑い，自分に質問を投げかける必要がある．

次の質問が，答えやすいかどうか，ちょっと考えてみよう．

> Q1 「この患者は，どんな病気を持っているのだろう」

これは答えにくい質問ではないだろうか．考える病気はいくつもあり，臨床の現場では試験のときのように回答の数が限られているわけでもない．下痢をする病気など無数にあるように思えてくる．

「何か稀で重大な病気を見逃しているのではないだろうか」
「最近の抄読会でコラーゲン大腸炎という珍しい病気について読んだけど，その可能性はないだろうか」

　こんな問いかけをしていると，どんどん不安になってくる．
　この『かたち』の問いかけが，一番素朴な『かたち』の質問であり，初心者は，Q1の『かたち』の質問を発してしまいがちである．しかし，この問いかけでは，考えるべきことが膨大かつ漠然としていて，診断に結びつきにくい．

答えやすい質問の『かたち』に変えてみよう

　それでは次の『かたち』の質問ではどうだろう．Q1と比べてどちらが答えやすいだろうか．

> Q2　①「この患者は，虚血性腸炎を持っているか」
> 　　②「この患者は，細菌性下痢を持っているか」
> 　　③「この患者は，ウイルス性下痢を持っているか」
> 　　　　　　　　　　　⋮

　一度に1つの疾患について考えればよいので，先ほどのQ1の『かたち』の質問よりも考えるのが楽で答えやすいと感じるのではないだろうか．
　具体的手順としてはまず，質問①に答えるための情報を集め，虚血性腸炎である証拠が十分集まれば，質問に対する答えはyesであり，この患者は虚血性腸炎を持つといってよい（確定診断）．
　逆に，虚血性腸炎である証拠がほとんどなければ答えはnoであり，この患

者は虚血性腸炎を持っていないといえる(除外診断).

この患者が虚血性腸炎を持っていないことがわかれば,次に,質問②に進んで細菌性下痢について検討し,以下順を追って同様に考えていけばよい.この思考手順に従って診断を考えていくと,適切な病名を入れた質問を作ることができ,それに答えられるような情報を集めることさえできれば,初心者でも正しい診断にたどりつけるはずである.つまり,診断をつけるためには,まずQ2の①,②,③…の『かたち』の質問を作らなければならない.

実際に経験を積んだ臨床医は,Q1の『かたち』の漠然とした質問ではなく,Q2の『かたち』のyes,noで答えられるいくつかの具体的な質問に置き換えて,診断の思考作業を行っていることがわかっている[1].

> Q2の『かたち』の質問
> ①「この患者は,疾患Aを持っているか」
> ②「この患者は,疾患Bを持っているか」
> ③「この患者は,疾患Cを持っているか」
> ⋮

この章では,診断推論の基礎編として,どうやって①,②,③…の『かたち』の質問を作るかについて,カードのたとえを用いて説明する.カードを使わない,より一般的な診断仮説の生成法については3章で詳しく述べる[注1](→57頁).

注1) 診断推論の用語では,質問①,②,③…のそれぞれを「鑑別のための診断仮説」と呼ぶ.また,質問①,②,③…のような具体的な問いを作ることを「診断仮説の生成」と呼ぶ.診断をつけるための思考作業の出発点は,診断仮説を生成することである(→104頁).

適切な病名を入れた質問をかたち作る

Case 2-1

26歳男性が，下痢を訴えて来院した．約5日前から下痢が出現し，治まらない．

この患者に対して，適切な病名A，B，C…を入れた質問を作るにはどうすればよいだろうか．

> ①「この患者は，疾患Aを持っているか」
> ②「この患者は，疾患Bを持っているか」
> ③「この患者は，疾患Cを持っているか」
> 　　　　　　　　　︙

初心者にとっては，病名A，B，C…を順番に思いついて，①，②，③…の質問を作っていくのはかなり大変な作業だと感じられるかもしれない．しかし，実際には，①，②，③…の『かたち』の質問は，すべて自分で作り出す必要はなく，既製の医学知識を利用して楽に作ることができる．このひとかたまりにまとめられた病名の集まりを，ここでは「カード」と呼ぶことにする．

カードとは何か

1章で触れたように「患者の言葉」を「問題解決のためのキーワード」に置き換えたものが，clinical problem[注2]である．clinical problemの内容は，患者の

注2) clinical problem の例：
- 訴え（いわゆる主訴）；胸痛，腹痛など．
- 身体所見の異常；甲状腺腫など．
- 検査結果の異常；コレステロール高値，便潜血陽性など．

第2章　Clinical Problem からカードを引く

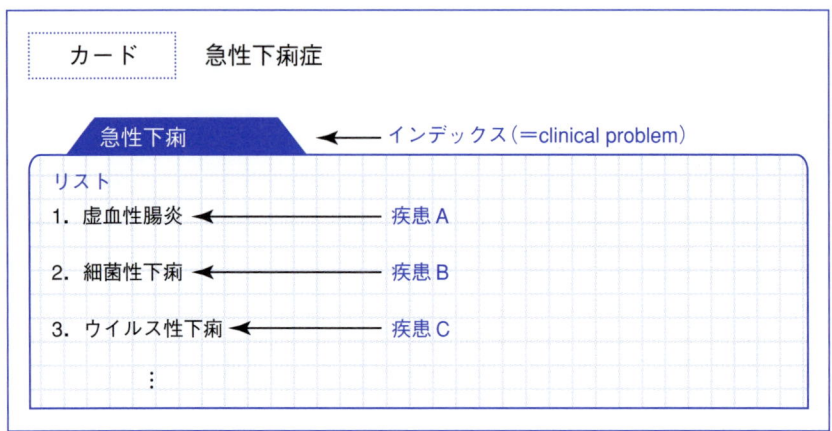

図2-1　カードとは何か
- カードの見出し「インデックス」は clinical problem に対応する．
- インデックスの下には，鑑別すべき疾患の病名が「リスト」として書かれている
- 患者さんの clinical problem に対応するインデックスのカードを手に入れれば，適切な病名 A，B，C … を入れた質問を作ることができる．

訴え(症状，困っていること，心配なこと)，身体診察や検査の異常所見などである．上の例では，clinical problem は「急性下痢症」となる．

　Clinical problem に対して考えるべき鑑別診断の病名 A，B，C … が並べて書いてあるカードがあると想像してみよう．カードには，見出し「インデックス」がつけられている．このインデックスが clinical problem に対応する．そのインデックスの下には，鑑別すべき疾患の病名が「リスト」として書かれている(図2-1)．このリストは，①，②，③ … の疾患 A，B，C … に相当する．

　患者の clinical problem から出発して，対応する正しい鑑別診断のリストが書かれているカードにたどりつくことができれば，自動的に適切な病名 A，B，C … を入れた質問のリスト①，②，③ … が手に入ることになる．

　臨床の現場でよく出会う(common な)clinical problem に対する鑑別診断のリストは，「○○の鑑別診断」としてテキストやマニュアルに載っているはずである．したがって，初心者は成書をあたってカードを引いてくることにより必要な病名のリストを手に入れることができる．

　図2-1のカードから作った質問リストは，以下の通りである．

> ①「この患者は，虚血性腸炎を持っているか」
> ②「この患者は，細菌性下痢症を持っているか」
> ③「この患者は，ウイルス性下痢を持っているか」

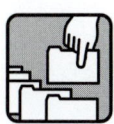「カードを引く」とはどういうことか

Case 2-1

> 26歳男性が，下痢を訴えて来院した．約5日前から下痢が出現し，治まらない．

　この症例の clinical problem である「急性下痢症」に対応するカードをテキストやマニュアルにあたって探してみた．インデックスに「急性下痢症」と書かれたカードが見つかり，その下の鑑別診断のリストには，

> ① 虚血性腸炎
> ② 細菌性下痢症
> ③ ウイルス性下痢

と書かれていたとする．
　患者の clinical problem にふさわしいカードを入手する行為を，本書では「カードを引く」と呼ぼう．
　カードが見つかれば，診断推論は半分くらい済んだようなものである．診断の思考作業の次の段階では，質問のリスト①，②，③…に答えるために情報を集めて，1つひとつの質問に yes，no で答えていけばよい．これは，リストに上がっている1つひとつの疾患①，②，③…について，患者がそれぞれの疾患を持っている可能性が高いか低いかを吟味する作業である[注3]．

患者の持つ clinical problem から出発して正しいカードにたどりつくためには，まず，どんなインデックスのカードがあるかを知っている必要があり，さらに正しいインデックスを選ぶ必要がある．インデックスを知らなければカードを引くこと自体ができず，正しいインデックスを選べなければ正しいカードにたどりつくことができない．正しいインデックスを選ぶためには，患者の言葉で表現された「訴え」や異常所見の中からいくつかの特徴を引き出して「医学的な言葉」＝「clinical problem」＝「インデックス」に変換しなければならない（→ 15 頁）．

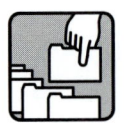「生きカード」と「死にカード」

ここで研修医ヤブ君に登場してもらって，「カードを引く」という診断推論の思考プロセスをなぞってみよう．

Case 2-1 ▶ つづき①

約 5 日前から下痢が出現し，治まらないので来院した．下痢は水様であるが，血便はない．発熱もない．

ヤブ君は市中病院で外来診療の研修中である．看護師が「次の患者さんは下痢をしているらしいですよ」と教えてくれたので，早速手近にあったマニュアルにあたって下痢の鑑別診断を調べてみた．それほど大部のテキストでもないのだが，下痢の鑑別診断としてかなりの数の疾患が挙げられていた（カード 2-1）[2]．

ヤブ君が初期研修した大学のカンファランスでは，徹底的に検査をしてデータをそろえたうえで症例呈示するように指導されてきた．ずいぶんたくさんの疾患を考えなければならないのだなあと思うとヤブ君はため息が出てきたが，気を取り直して便培養の伝票，大腸内視鏡の予約…，と検査の準備を始めた．

注 3）診断推論の用語では，この作業を「鑑別診断の仮説の検証」と呼ぶ（→ 104 頁）．

カード2-1　ヤブ君が引いたカード

下痢

- 急性（4週間以内）
  1. ウイルス感染症
     ロタウイルス，ノーウォークウイルス，腸管アデノウイルス，サイトメガロウイルス．
  2. 細菌感染症／毒素
     ブドウ球菌，赤痢，サルモネラ，カンピロバクター，大腸菌（旅行者下痢症），エルシニア，クロストリジウムデフィシレ，バチルス，ビブリオ．
  3. 原虫感染症
     ジアルジア，エントアメーバ，クリプトスポリジウム，シクロスポラ．
  4. 虚血性腸炎
  5. 憩室炎
  6. 放射線腸炎
  7. 炎症性腸疾患
     潰瘍性大腸炎，クローン病．

- 慢性（4週間以上）
  1. 慢性／再発性感染症
     クロストリジウムデフィシレ，ジアルジア，アメーバ症，HIV．
  2. 炎症性腸疾患
     潰瘍性大腸炎，クローン病，コラーゲン蓄積大腸炎または顕微鏡的大腸炎．
  3. 脂肪便
  4. 吸収不全
     乳糖不耐症，ショ糖不耐症，セリアックスプルー．
  5. ダイエット食品
  6. 薬物
     抗生物質，抗痙攣薬，抗ヒスタミン薬，腸管刺激薬（メトクロプラミド），下剤，化学療法薬，糖尿病薬（塩酸メトホルミン，アカルボース），H_2遮断薬，制酸薬（マグネシウム含有），HMG-CoA還元酵素阻害薬，HIV治療薬．
  7. 緩下薬乱用
  8. 虚血性腸炎
  9. 機能的（過敏性）腸疾患
  10. 内分泌疾患
      甲状腺機能亢進症，糖尿病，膵機能不全．
  11. ホルモン分泌性腫瘍
      ガストリノーマ，VIPoma，カルチノイド症候群．
  12. 手術後
      胃切除，短腸症候群．
  13. 大腸癌

網羅的であるが，鑑別の対象が多すぎるため「生きカード」（後述）にならない．これだけの疾患を検査して除外しようとすると医師も患者も大変である．

〔文献2より一部改変〕

この患者さんの訴えを「下痢」という clinical problem に変換して，対応するインデックスのカードを引く（情報を探す）と，カード2-1のような下痢の鑑別診断を網羅したカードが出てくる．しかし，カード2-1はリストに挙げられている鑑別診断の数が多すぎて臨床現場で利用できる有効なカードとは言い難い．医学生が時間をかけて下痢の鑑別診断の勉強をする目的には適しているかもしれないが，無制限には時間をかけられない臨床の現場で使える「生きカード」にはならない．これだけの疾患をすべて検査して除外診断しようとすると，患者の負担も大きいし医師も大変である．

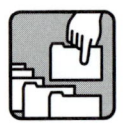 ## ぱっと見てすぐ思考処理できる情報量

　患者の訴えを clinical problem へ変換するしかたによっては，clinical problem をそのままカードのインデックスにあてはめようとしても診断推論がうまくいかないことがある．Clinical problem が非常に多くの鑑別診断を含む場合には，カードのリストに挙がる疾患の数が膨大になってしまうからである．
　例えば，「発熱」の clinical problem に含まれる鑑別診断の数は非常に膨大で，一通り見るだけでも時間がかかる巨大なカードになる．この例でも「下痢」という clinical problem に対応する鑑別診断の数はかなり膨大である．リストの数があまりに多く，網羅的に記述されたカードは一覧性に乏しく，診断をつけるという問題解決に役立たない．ぱっと見てすぐに思考処理できるというカードの利点が失われ，「死にカード」になってしまう．
　「生きカード」として診断推論に活用するためには，カードに記述される情報は臨床で使用しやすい大きさに制限されたものでなければならない．ヒトが思考作業を行う場合に，一時に扱える情報の数は最大で7個程度であることがわかっている．したがって，「生きカード」に含まれる鑑別診断リストの候補数は3～5個くらいが適当で，最大でも7個以下であることが望ましい．

適切な病名を入れた質問をかたち作る

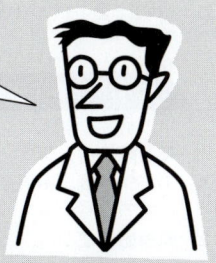

カードの情報は少なめのほうが使いやすい．

● 大きすぎるカードは「死にカード」？

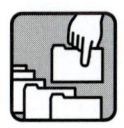 **病歴聴取によって「生きカード」を手に入れる**

ヤブ君の様子を見た指導医のデキ先生が忠告した．
「患者さんを診ずにいきなり検査をしようとしないで，患者さんの話を聞いてみよう．手がかりが得られるかもしれないよ」

ヤブ君は，医療面接をして病歴を聴取し，身体診察をすることにした．

Case 2-1 ▶▶ つづき②

休暇でインドの田舎へ旅行した26歳男性．生来健康で特別な既往歴はない．約5日前のインド滞在中から下痢が出現していた．帰国後も下痢が治まらないので来院した．下痢は水様であるが血便はない．発熱もない．身体所見では，バイタルサインに異常なく，全身状態良好である．起立性低血圧なし．その他，身体診察上異常認めず．

患者は，インド旅行から帰った直後の若い男性で，数日前から下痢をしていることがわかった．

デキ先生「下痢の持続期間が4週間以下なのが急性下痢で，それ以上持続するのが慢性下痢だ．急性と慢性とでは，考えるべき鑑別疾患がず

カード2-2　デキ先生が引いたカード

海外旅行帰国者の急性下痢症

1. 細菌感染症／毒素
   ブドウ球菌，赤痢，サルモネラ，カンピロバクター，大腸菌（旅行者下痢症），エルシニア，バチルス，ビブリオ．
2. 原虫感染症
   ジアルジア，大腸アメーバ．

インド旅行から帰った直後の若い男性が数日前から下痢をしているという状況をあてはめて，【海外旅行帰国者の急性下痢症】のインデックスのカードを引く．

　　　　　いぶん違うよ．この患者さんは，下痢が始まって5日くらいだから急性の下痢だね．それと，インドからの旅行帰りというのは特別な状況だ．これを手がかりにしよう」

デキ先生は続けた．

デキ先生「特別な既往歴がないから，基礎疾患はあまり考える必要はない．衛生状態のあまりよくない地域への渡航者の急性下痢症で一番頻度が高いのは，旅行者下痢症だけど，他の病原性細菌や原虫による下痢も考えておかなければいけない．ウイルス感染症はたとえ診断がついたとしても，特異的治療法がないので積極的に鑑別する価値はないだろう．便培養と寄生虫検査をオーダーしておけば十分だと思うよ．それから，全身状態はよく下痢はひどくない．抗菌薬，止痢薬は使用せずに対症的に水分摂取を促して様子を見ていいと思う」

　デキ先生の診断推論をたどってみると，「下痢」という clinical problem（＝インデックス）の大きなカードをそのまま使わず，この患者の特徴である急性下痢と海外旅行帰国者という状況をあてはめて，【海外旅行帰国者の急性下痢症】のインデックスを使用したことがわかる．このインデックスのカードを引けば，カード2-2の鑑別診断のリストにたどりつくことができる．

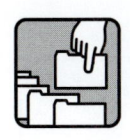

臨床状況に応じた「生きカード」

　このように，カードとは，臨床現場での「問題」を解決するのに必要な視点から既存の医学知識を仕分けし直したものである．臨床現場で必要となる切り口のカードは既製のものが多く存在するが，患者さんの臨床状況にあてはまるものがなければ自分で作らなければならない．また，診断推論のトレーニングの最終的なゴールは，自分で一例一例の臨床状況に応じたカードを自在に作り出せるようになることである[注4]（カードの中身の作り方→57頁）．

　有用なマニュアルやテキストは，「生きカード」の『かたち』で医学知識を提供している．新しいマニュアルが屋上屋を架すがごとく出版される理由は，新しい医学知識を提供するというよりも，新しい視点の切り口(clinical problem＝インデックス)のカードを提供しているという意味が大きい．

　例えば，【血便を伴う急性下痢症】のカードは昔からポピュラーであった．米国でHIV患者が多くなってからは【HIV患者の急性下痢症】のカードが提供されるようになり，入院患者の *Clostridium difficile* 感染症がクローズアップされるようになってからは【入院患者の急性下痢症】というカードもよく見かける．

　こういった優れたマニュアルで勉強して新しいインデックスのカードを増やしていくと，診断推論の能力が向上し，鑑別診断が楽になる．また，自分で臨床状況に応じたカードを作るときの参考になる．

　Clinical problemに合わせて適切なカードを引く作業(clinical problemに合わせて適切な鑑別診断のリストを思い浮かべる作業)をしっかりやっておかないと，どうしても「何か大事な疾患を見落としているのではないだろうか」という漠然とした不安から逃れられない．逆にいえば，適切な鑑別診断のリストをきっちり作ったという自信ができれば恐れはなくなる．鑑別診断を突きつめないで曖昧なままにしておくと，診断の能力も向上しないし，発熱を見たら念のために抗菌薬でも使っておくか，というようないい加減な診療行動に走りやすくもなる．

注4) ここまでの思考作業は，診断推論の用語では，仮説演繹法の「診断仮説を生成する」にあたる．

> 第2章のまとめ①

1. 診断推論では，患者の clinical problem に対応する適切な診断仮説の候補をいくつか想起してリストを作り，次に1つひとつの診断仮説の可能性を吟味する．

2. カードは「インデックス」と「リスト」から構成され，「インデックス」には clinical problem を，「リスト」には診断仮説の候補を入れる．

3. Clinical problem によってはそのままインデックスにせず，患者背景や臨床的状況を加味したインデックスにする．

4. 診断仮説の候補の想起は，手持ちのカードを探し出す「カードを引く」作業にたとえられる．

5. 大きすぎる「死にカード」は診断推論の役に立たない．3～5個，最大7個が適当である．

コラム 2-1

初心者のカード，達人のカード

　筆者が北米のレジデント教育や日本の卒後教育に携わった経験から，臨床医の鑑別診断をリストアップする力は，次のような段階を経て伸びていくように思われる．

段階1：鑑別診断が出てこない
　　　　（行き当たりばったりで，脈絡もなく少数の病名が挙がる段階）
段階2：臨床状況に関係なく多くの疾患名が挙がる
　　　　（稀な疾患も含めていかに多くの鑑別診断を挙げられるかを競う段階）
段階3：患者の臨床状況に即して絞った鑑別診断を挙げられる
　　　　（ツボを押さえた比較的少数の実用的な鑑別診断のリストを作ることができる段階）

　参考のために，数人の研修医，指導医に以下の case 1，2 をみて作ってもらった鑑別診断のカードの実例を挙げる．大体，上記の傾向を満たしているのがわかるだろう．

Case 1

26歳のインド旅行帰りの男性．5日前インド滞在中から水様便が続く．

Case 2

50歳女性．既往歴なし．前日から片側性下腿浮腫が出現している．

第2章 Clinical Problem からカードを引く

カード　　Case1 のカード

研修医1年目のカード
1. コレラ
2. 食中毒

研修医3年目のカード
1. 食中毒
2. ロタウイルス感染症
3. 過敏性腸炎
4. クローン病発症初期

指導医のカード
1. 旅行者下痢症
2. 感染性下痢症（コレラなど細菌感染症を含む）
3. 寄生虫

　このように鑑別診断に挙がる疾患のリストの数は，トレーニングを積むにつれて，少ない，多い，少ない，というように変遷する．初心者のカードと達人のカードが同じように小さなリストになるのは皮肉だが，達人のカードは，多くのことを考えたあとに鑑別診断を実際的なものに絞って小さなカードに到達している点が初心者のカードと異なる．

　なお，鑑別診断のカードに唯一の"正解"はないということは覚えておくとよい．達人が作った「生きカード」は，臨床医の経験や置かれている臨床状況（大病院 vs. 診療所，救急 vs. 入院病棟 vs. 外来，診療している患者集団など）を反映したものになるため，大枠は一致しても細かいところまで全く同じにならな

> **カード**　Case2 のカード

研修医 1 年目のカード

1. 下肢静脈瘤
2. リンパ管浮腫

研修医 3 年目のカード

1. 深部静脈血栓症
2. 動脈硬化
3. 下大静脈症候群
4. 薬剤（ACE 阻害薬）
5. 術後（血管操作・リンパ節郭清）
6. 低栄養
7. 好酸球性血管浮腫
8. リンパ節炎（下腿感染に伴う）
9. ベッドから片足が落ちていた
10. 血管炎
11. 心不全・肝不全・腎不全

指導医のカード

1. 深部静脈血栓症
2. 蜂窩織炎

いことがある．

　逆に臨床状況を切り捨てて，すべての状況をカバーできるようなカードを作ろうとすると，どうしても大きな「死にカード」になってしまう（徹底的検討法→186 項）．「生きカード」を作る場合には，機械的に鑑別診断の"正解"を決定できるわけではない．この点が臨床の難しさであり醍醐味でもあるといえる．

「カードを引く」段階での診断推論の失敗

　この失敗は，問題解決に利用できる適切なカードにたどりつけないということである．

　ここで再び，研修医ヤブ君に登場してもらって，具体的な症例を例に挙げながら，ヤブ君の診断推論のどこがまずかったかを，指導医のデキ先生の診断推論と比べながら分析してみよう．

1　カードを引こうとしない，考えない（思考停止）

Case 2-2　発熱＝かぜ？

　46歳女性が，発熱を主訴に外来を受診した．37℃台の発熱が2週間以上続いており，38℃以上になることもときどきある．咽頭痛，咳，鼻汁，鼻閉などの上気道炎症状はない．

　最近，外来診療に慣れて調子の出てきたヤブ君は，「あ～，またかぜ患者か．でも，咳ものどの痛みもないちょっと変なかぜだな」と思いつつ，総合感冒薬を処方して患者を帰宅させた．

Case 2-2 ▶ つづき①　発熱＝かぜ？

　患者は，1週間後に再び外来受診し，熱が下がらないと訴えた．

　再診にあたったデキ先生は，手早く病歴聴取をして，発熱，悪寒，だるさ以外には症状がないこと，特に気道症状がないことを確かめた．心臓が悪いといわれたことはないか，心雑音を指摘されたことはないかを詳しく聞くと，子どものころから心臓弁膜症といわれていたことがわかった．また，約1カ月前に，歯科で抜歯した既往があった．

注意深く身体診察を行うと，全収縮期逆流性雑音が聴取された．

心エコーで，僧帽弁閉鎖不全症と僧帽弁の疣贅が認められ，感染性心内膜炎の疑いで抗菌薬による治療が開始された．入院当日の血液培養からは，緑色連鎖球菌 Streptococcus viridans が検出された．

「かぜ症候群は，一般にウイルス性上気道炎のことだからね．普通は，気道症状があるはずなんだ．随伴症状が何もない発熱を安易にかぜと診断してはいけないよ．随伴症状のない発熱の鑑別診断には，こんな病気が含まれているよ」とデキ先生は，テキストを見せてヤブ君に説明してくれた．

「それと，消化器のウイルス感染症をかぜと呼ぶ人もいるけれど，自分なりに疾患の定義をはっきりさせて，曖昧な病名は使わないほうがいいね．曖昧な病名を使うと鑑別診断も曖昧になって深く考えなくなるからね」

直感的に心に浮かんだ疾患をそのままあてはめてしまう失敗

ヤブ君の診断推論は，「カードを引こうとしない」失敗の典型例であり，適切なカードを探そうと努力しようとしないために起こる．ここでは，ヤブ君は鑑別診断を考えることすらしていない．考えることにはエネルギーを必要とし，ある程度の苦痛を伴うため，多忙な臨床医はなるべく考える労力をかけずに診断推論を処理しようとしてしまうことが多い．

> 鑑別診断を考えようともしないのは問題だね．

● カードを引こうとしない失敗

第2章　Clinical Problem からカードを引く

> **カード2-3**　随伴症状のない発熱

随伴症状のない発熱

診断の手がかりとなる局所症状が乏しいか，発熱より遅れて出現する疾患群．
1. 薬物熱
2. 結核（特に粟粒結核）
3. 感染性心内膜炎．
4. 膠原病
   SLE，polyarteritis nodosa(PAN)，成人型 Still 病，大動脈炎症候群，リウマチ性多発筋痛症，側頭動脈炎．
5. 慢性尿路感染症
6. インフルエンザ
7. 伝染性単核球症

いわゆるかぜ症候群（ウイルス性上気道炎）では，原則的に気道症状が随伴する．

〔文献3より〕

　ヤブ君のように，少し合わないところがあると感じつつも，直感的に心に思い浮かんだなじみのある疾患を診断名として無理矢理あてはめて済ませてしまうのは日常よく行ってしまう失敗である．特に，「発熱」の鑑別診断のように鑑別診断の数が膨大すぎて考えるのも嫌になる場合に，「カードを引こうとしない」失敗は起こりやすい．

　一方，デキ先生は，誰もが直感的に思い浮かべるウイルス性上気道炎（かぜ症候群）という診断に素直に従うことに抵抗を感じた．「ウイルス性上気道炎にしては少しおかしい」というこの感覚を大事にして，ウイルス性上気道炎の診断仮説にこだわらず，【随伴症状のない発熱】というカードを引いて，その中に含まれる小見出しの疾患の鑑別に必要な情報を集めはじめた（カード2-3）．

　デキ先生の診断推論で注目すべきは，病歴聴取の段階から鑑別診断を意識して情報収集を行っている点である．既往歴に，弁膜症の基礎疾患があり，さらに最近の抜歯の既往もあることがわかり，感染性心内膜炎を除外しなければならないことが予想された．

　全収縮期逆流性雑音は，① 以前に比べて増強している，② 新たに出現した，という2つの条件のどちらかがないと感染性心内膜炎であるとは言い切れない

が，少なくとも感染性心内膜炎の可能性を低くする所見ではない．後日，血液培養が陽性となり，心エコーでも疣贅が見つかって感染性心内膜炎の診断が確定した．

診断における臨床医の任務は何か

　もちろん，実際の臨床ではこんなに調子よくうまく診断がつかないことも多い．感染性心内膜炎を疑ってはみたものの，それらしい検査結果が一向に認められないこともあるだろう．もしも，「抗菌薬の投与前に繰り返し行った血液培養が陰性である」「Osler 結節などの血管現象が認められない」「心エコーで疣贅が認められない」など感染性心内膜炎を疑う所見がほとんどなければ，感染性心内膜炎は除外診断されるので，次の診断仮説の検討に移らなければならない（鑑別診断の仮説の検証→ 104 頁）．また，検査をしてもはっきりとした異常所見が見つからず，経過を見ているうちに熱は下がってしまい，よくわからないが何らかのウイルス性疾患だったのだろうという煮え切らない結論で終わってしまうこともあるかもしれない．

　はっきりした診断がつかないのは少し格好が悪いと感じるかもしれないが，それはそれでかまわないのである．臨床医の任務は，治療せずに放っておくとアウトカムが悪くなる病気を見つけて治療するか，少なくともそういった病気ではない（除外診断）という見当をつけることなのだから．

2　カードを持っていない，カードの存在を知らない（知識不足）

Case 2-3　関節炎で怖いのは？

　関節リウマチで入院中の 60 歳男性が，発熱，悪寒戦慄と右膝の疼痛を訴え，当直のヤブ君がコールされた．就寝中に，右膝関節が腫れて痛くなった．痛みは激烈で，布団が右膝に触れただけで痛みが走るように感じる．他の関節には痛みはない．
　身体所見では右膝が発赤し腫れているようであった．

ヤブ君は,「関節リウマチの患者の関節痛だからリウマチの増悪かな」と考え,リウマチ因子とCRPをオーダーし鎮痛薬を処方した.

翌朝患者を診察したデキ先生は,すぐに血液培養と関節穿刺を行って,穿刺液をグラム染色し,培養にも提出した.関節穿刺液のグラム染色では,多数の多核白血球とグラム陽性球菌が認められた.デキ先生は,バンコマイシンの投与と毎日の関節穿刺をして関節液をドレナージするようヤブ君に指導した.

Case 2-3 ▶ つづき① 関節炎で怖いのは?

血液培養2セット,膝関節穿刺液のすべてからバンコマイシンのみに感受性のあるMRSAが検出された.バンコマイシンの投与と膝関節の針穿刺によるドレナージが続けられたが,後遺症で患者の右膝の可動域は著しく制限されてしまった.

検査結果を見て,デキ先生はヤブ君にいった.

「関節炎に対するアプローチは,1つの関節のみに所見が限局する単関節炎と複数の関節に認められる多関節炎に分けて考えることが大事だね.関節リウマチをはじめとする膠原病の関節炎では多関節炎が多く,1つの関節のみが障害されることは稀だよ.

単関節炎を見たら,鑑別診断にはいろいろあるけれど,まず考えるべきなのは痛風などの結晶沈着性関節炎と細菌性関節炎だね.細菌性関節炎は内科領域では見逃されやすいけれど,治療が遅れると関節機能が廃絶するなど機能予後が悪いから特に注意しないといけないね」

デキ先生が開いたマニュアル『セイントとフランシスの内科診療ガイド』[4]には,関節痛の鑑別診断が載っていた.読んでみると,関節炎は,単関節炎と多関節炎に分けてアプローチすると鑑別疾患を絞り込みやすいと書かれていた.

診断推論に必要な臨床的知識の不足

診断推論において「カードを引こうとしない」失敗と並んで多いのが,「カードを持っていない」失敗である.ヤブ君は,【単関節炎(痛)monoarthritis (monoarthralgia)】【多関節炎（痛）polyarthritis (polyarthralgia)】という切り口で分類されたカードが存在すること自体を知らなかった．

つまり，1つの関節のみに症状が限局する関節炎という clinical problem にぴったり合ったインデックス【単関節炎（痛）】のカードを知らなかったために，カードを引こうとしても引けなかったのである．

結果的に，重要な鑑別診断のリストを想起することができず，基礎疾患である関節リウマチの病名に引きずられ漫然と経過を見てしまったのだ．診断推論に必要な臨床的知識が不足していたために有効な診断ができなかった失敗例である．

Clinical problem には，【単関節炎（痛）】【多関節炎（痛）】の例のように，特有な診断推論のアプローチが確立されたものがある．カードのたとえで説明すれば，特有のインデックスのついた既製のカードが存在するということである．

標準的な診断的アプローチの考え方が存在するにもかかわらず，わが国ではよく知られていない clinical problem に対するカード集をコラム（→52頁）に例示した．

> 知らないとどうしようもないことは多い．

● カードを持っていない失敗

鑑別診断の想起は，まず「おおまかに」次に「細かく」

鑑別診断の数が多いときには，まず鑑別診断のグループをくくって「おおまかに」想起し，次にグループ別に「細かく」想起していくと，一時に扱う情報が少なくて済み，診断推論が楽になる．カードでいえば，グループ別にまとめられた上位のカードを最初に引くと楽ということである．カードは小さな下位の

第2章　Clinical Problem からカードを引く

```
┌─ 関節炎 ────────────────┐
│ 1. 単関節炎（痛）          │
│ 2. 多関節炎（痛）          │
└──────────────────────┘
大項目インデックスのカード
```

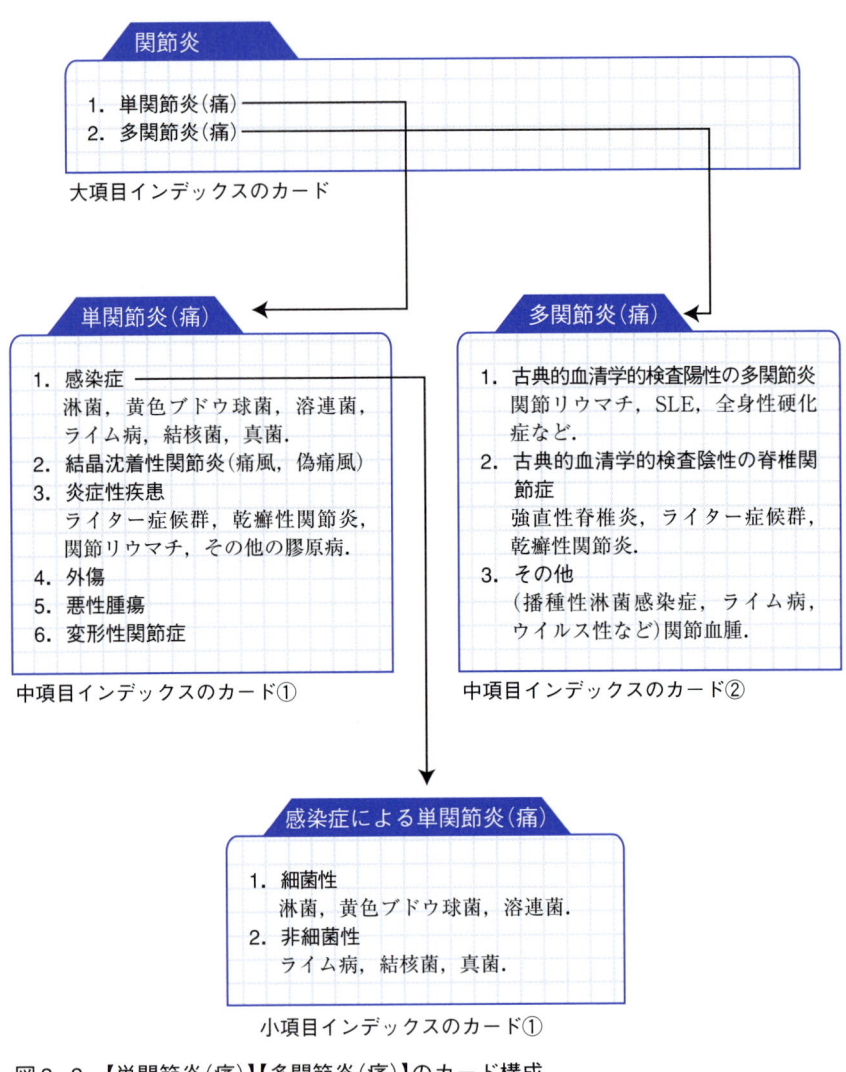

```
┌─ 単関節炎（痛）──────────────┐
│ 1. 感染症                    │
│   淋菌，黄色ブドウ球菌，溶連菌，  │
│   ライム病，結核菌，真菌．      │
│ 2. 結晶沈着性関節炎（痛風，偽痛風）│
│ 3. 炎症性疾患                 │
│   ライター症候群，乾癬性関節炎，  │
│   関節リウマチ，その他の膠原病．  │
│ 4. 外傷                      │
│ 5. 悪性腫瘍                   │
│ 6. 変形性関節症               │
└──────────────────────────┘
中項目インデックスのカード①
```

```
┌─ 多関節炎（痛）──────────────┐
│ 1. 古典的血清学的検査陽性の多関節炎│
│   関節リウマチ，SLE，全身性硬化  │
│   症など．                    │
│ 2. 古典的血清学的検査陰性の脊椎関 │
│   節症                       │
│   強直性脊椎炎，ライター症候群，  │
│   乾癬性関節炎．              │
│ 3. その他                     │
│   （播種性淋菌感染症，ライム病，  │
│   ウイルス性など）関節血腫．     │
└──────────────────────────┘
中項目インデックスのカード②
```

```
┌─ 感染症による単関節炎（痛）──────┐
│ 1. 細菌性                     │
│   淋菌，黄色ブドウ球菌，溶連菌．  │
│ 2. 非細菌性                   │
│   ライム病，結核菌，真菌．      │
└──────────────────────────┘
小項目インデックスのカード①
```

図2-2　【単関節炎（痛）】【多関節炎（痛）】のカード構成

〔文献4より〕

カードが集まってより大きな上位のカードを構成していると考えることができる（図2-2）[4]．カードの全体的な構成を知り，カード同士のつながりの全体像がよく見えるようになると，効率よく診断推論を行うことができる．

3 誤ったインデックスのカードを引く，間違えたカードを引く（誤分類・誤翻訳）

ヤブ君が救急当直をしているところへ，患者が搬送されてきた．救急隊からの情報では，入浴中に意識がなくなったらしい．

Case 2-4　意識障害？　失神？

76歳女性．糖尿病，高血圧で治療歴がある．
入浴中に意識を失っているところを発見されて救急車で来院した．救急車が現場に到着したときにはすでに患者の意識は回復しており，来院時には意識は清明だった．
病院到着時は，バイタル，神経学的所見を含めて，身体所見に異常なし．

デキ先生のまねをしてかっこよく鑑別診断をしたくなっているヤブ君は，「意識がなくなったのだから意識障害だろう．意識障害の鑑別診断は，『アイウエオチップス』…」と手近のマニュアルを見ながら意識障害の鑑別を考え，血糖，電解質のチェックなど次々に検査をオーダーしていったが，どうもあてはまりそうな疾患が見つからない．朝になったらホルモンの検査もオーダーしようと考えていた．

翌朝，デキ先生は，ヤブ君のプレゼンテーションを聞いて，「意識がなかったのはどれくらいの時間？」と尋ね，患者に付き添っていた家族に意識がなくなった際の詳しい状況を聞いた．風呂の中で異常な水音がしたため，浴室をのぞいたところ，患者が浴槽の湯につかっていたという．すぐに救急車を呼び，救急隊が到着したときにはすでに意識は回復していたというから，意識を失っていたのはそれほど長い時間ではなかったと考えられる．

「こりゃ，意識障害じゃなくて失神だな」

2人で来院時のECGを見直してみると，ヤブ君は気づかなかったが，V_4～V_6に陰性T波の出現が見られた．あわててCPK-MB，トロポニンTを検査すると両方とも陽性であり，心エコーでは左室に軽度のびまん性収縮性低下が認められた．

第 2 章　Clinical Problem からカードを引く

カード 2-4　意識障害

意識障害

- A：Alcohol（アルコール）
- I：Insulin（hypo/hyper-glycemia）（低・高血糖）
- U：Uremia（尿毒症）
- E：Encephalopathy（hypertensive/hepatic）（高血圧性・肝性脳症）
  Endocrinopathy（adrenal, thyroid）〔内分泌疾患（副腎不全，甲状腺機能亢進・低下症）〕
  Electrolytes（hypo/hyper- Na, K, Ca, Mg）〔電解質異常（低・高ナトリウムなど）〕
- O：Opiate or other overdose（薬物中毒）
  O_2（hypoxia, CO intoxication）（低酸素）
- T：Trauma（外傷）
  Temperature（hypo/hyper）（低・高体温）
- I：Infection（CNS, sepsis, pulmonary）〔感染症（中枢神経系，敗血症，呼吸器）〕
- P：Psychogenic（精神疾患）
  Porphiria（ポルフィリア）
- S：Seizure（痙攣）
  Shock（ショック）
  Stroke, SAH（脳血管障害，くも膜下出血）

アイウエオチップス（AIUEOTIPS）と記憶する．
〔寺沢秀一，島田耕文，林 寛之：研修医当直御法度—ピットフォールとエッセンシャルズ（第 4 版）．p4，三輪書店，2007 より作成〕

「胸痛の出現はなかったけれど，非 Q 波性梗塞（non-QMI）だね．心筋梗塞は直接失神の原因とはならないけれど，心筋梗塞に続発して心室頻拍や一過性の房室ブロックなどの不整脈が起こった可能性はあるね．ともかくモニターをつけて厳重に監視して，循環器科にコンサルトしよう」[注 5]

インデックスの選択を誤ると見当はずれの鑑別診断に

　ヤブ君は，患者の clinical problem をとらえそこなって短絡的に【意識障害】というインデックスのカードを引いてしまった（カード 2-4）．【意識障害】をインデックスとするカードは，『アイウエオチップス』で間違いはないのであるが，よく話を聞いてみると，患者の状況は短時間の意識消失であった．この患者の clinical problem に対応するカードのインデックスは，【失神】である

カード2-5　失神

失神

1. 反射性
   迷走神経反射失神，咳失神，排尿後失神など．
2. 心原性
3. 不整脈
   AVブロック，洞機能不全症候群，心室頻拍．
4. 不整脈以外の心疾患
   肥大型心筋症，大動脈弁狭窄症．
5. 神経原性
   てんかんなど．
6. 血管性
   肺塞栓，解離性大動脈瘤など．
7. 心因性
   ヒステリー，パニック障害など．
8. 起立性低血圧
   脱水，出血，自律神経失調など．
9. 原因不明の失神

（カード2-5）．インデックスの選択を間違えたため，適切でないカードを引き，結果としてヤブ君の鑑別診断は見当はずれなものになってしまった．

注5）従来は，このようなケースでは，ECGでnon-QMIの所見が読めないことが未熟であるとして責められることが多かった．臨床に関する知識の量を増やし，患者と検査所見を徹底的にみればおのずと正しい診断に到達するはずで，診断を誤るのは個人の怠慢によるという考え方が伝統的になされてきた．

確かに医学知識の量は多いに越したことはないが，実はこのように患者から徹底的に情報を引き出し，徹底的に検査をやり，徹底的に検査所見を読むという態度は医師の診断能力の向上に寄与しないことが，認知心理学の研究から明らかにされている．

それよりも，診断推論のトレーニングにおいては，適切にclinical problemを把握できるかどうか，そのclinical problemに対応する鑑別診断の中に虚血性心疾患を含めることができるかどうか（つまり，適切なインデックスのカードを引けるかどうか），という診断推論の考え方の枠組みのほうが重要である．

この考え方に習熟すると，検査所見はたまたまそこに現れているものを読むのではなく，あらかじめ予想された検査の異常所見があるかどうかを確かめにいくという態度をとれるようになる（鑑別診断の仮説の検証→104頁）．

第2章 Clinical Problem からカードを引く

　患者の「訴え」の本当の中身が何であるかをよく考えることなく，表現をそのままインデックスに置き換えてしまうと，このエラーが起こりやすい．患者のいっていることや状況が，適切に「インデックス＝clinical problem」に翻訳できたかどうか自信がない場合には，無理矢理変換して不適切なインデックスのカードを1つ選ぶより，可能性のある複数のカードを選んで，それぞれのカードにある疾患リストを鑑別するほうが安全である．この場合「訴え」は，患者の表現をそのままカルテに記載しておくのがよい．

Case 2-5 「足が腫れぼったい」＝浮腫？

67歳女性が，「足が腫れぼったい」という訴えで，初診外来を受診した．

　ヤブ君は，「足が腫れぼったい＝浮腫」の鑑別診断は，心不全，腎疾患，肝疾患を鑑別すればよいと考え，CBC，生化学検査，検尿，心電図，胸部X線を施行した．検査結果に異常はなかったので特発性浮腫と診断し，利尿剤を処方して足が腫れたときに服用するよう指示した．

Case 2-5 ▶つづき① 「足が腫れぼったい」＝浮腫？

　患者は，「薬を服用しても腫れぼったい症状がよくならない」といって再診した．

　デキ先生は，最初から詳しく話を聞いて病歴を取り直した．その結果，患者が「足が腫れぼったい」と訴えるのは，足裏や足趾が腫れぼったくて動かしにくい感覚であることがわかった．起床時に最もひどく，起きあがって動き出してしばらくすると軽快する「朝のこわばり」に近い性質であることも判明した．
　さらに，「手の症状はないか」と尋ねると，やはり朝方には手が腫れぼったく，手指のこわばる感じがすること，寒い日の朝には手指先が青白く冷たくなってジンジンし，その後，指が赤くなることがあるという話も聞き出すことができた．

| カード 2-6 | 朝のこわばり |

朝のこわばり
1. 炎症性関節疾患
2. ミオパチー

〔UpToDate11.3 より〕

| カード 2-7 | 二次性レイノー現象 |

二次性レイノー現象
1. 膠原病
   SLE，全身性硬化症，混合性結合組織病など．
2. 血管障害
   Buerger 病など．
3. 薬物性
   アンフェタミン，β遮断薬，ブレオマイシンなど．
4. 物理的因子
   振動病，凍瘡など．

〔UpToDate11.3 より〕

「この患者さんの clinical problem は，浮腫ではなく，『朝のこわばり（カード 2-6）』と『レイノー現象』だね．レイノー現象には，原因が不明な一次性と膠原病などに続発する二次性のものがあるよ（カード 2-7）．この患者さんは比較的高齢だし，他に朝のこわばりもあるので，膠原病のスクリーニングをしよう」

Case 2-5 ▶▶ つづき② 「足が腫れぼったい」＝浮腫？

この時点で抗核抗体など自己抗体は陰性であった．NSAID の外用薬を使用して対症療法を行いながら経過を観察した．
約半年後に，患者は，手指がソーセージのように腫れたといって外来を受診した．自己抗体を再検したところ，抗セントロメア抗体，抗 Scl-70 抗体，抗 RNA ポリメラーゼ抗体が陽性であり，強皮症と診断された．

患者の「訴え」を直訳してしまったゆえの失敗

ヤブ君は，患者の「訴え」を直訳して【浮腫】というインデックスのカードを引いてしまった．【浮腫】をインデックスとするカードには，鑑別診断として，心

疾患，肝疾患，腎疾患，特発性浮腫などが書いてあるだろう．ヤブ君は，カードの鑑別診断には従ったが，実は，よく話を聞いてみると，「起床時に手足が腫れた感じがする」「手足がこわばった感じで手や足の指が動かしにくい」というのが訴えの内容であった．この患者の「訴え」に対応するカードのインデックスは，【朝のこわばり】である．

インデックスの選択を間違えたため，適切でないカードを引き，結果としてヤブ君の鑑別診断は見当はずれなものになってしまった．

> 患者の clinical problem をとらえそこなうと見当はずれのカードを引いてしまう．

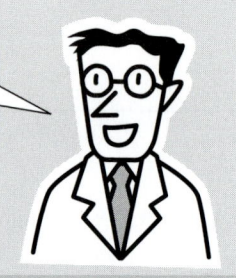

●間違ったカードを引く失敗

4　カードが大きすぎる，「死にカード」を引く

たび重なる失敗にめげたヤブ君は，一念発起して勉強しようと，久しぶりに出身大学の医局の症例カンファランスに出てみることにした．

後輩のタケノコ君が，症例のプレゼンテーションの準備をしている．「どんな症例？」と聞くと，不明熱の症例だという返事が返ってきた．

Case 2-6　やたら検査はしたけれど？

24歳女性が，3カ月以上続く発熱の精査のため入院している．

約3カ月前に37℃の発熱と右肩甲骨付近の鈍痛が出現した．痛みは1週間ほどで消失したが微熱は持続していた．2カ月前，左臼歯，歯肉付近の疼痛が出現し，歯科医を受診したが異常ないといわれた．その他の自覚症状はなかったが，最大38℃に達する発熱は持続していた．1カ月前には発熱が38℃以上となり，乾性咳嗽が出現したので耳鼻科を受診し，抗菌薬，NSAIDs などを処方されたが反応せず，紹介入院となった．

「カードを引く」段階での診断推論の失敗

見るとタケノコ君が準備している資料には，検査データがぎっしり書き込んである．

CBC，生化学，ESR，CRP，IgG，IgA，IgM，C_3，C_4，リウマチ因子(RF)，LE細胞，LEテスト，血清補体価(CH_{50})，抗DNA抗体，抗ss-DNAIgG抗体，抗ds-DNAIgG抗体，抗ds-DNA抗体，抗Jo-1抗体，抗RNP抗体，抗Scl-70抗体，抗SS-A/Ro抗体，抗SS-B/La抗体，抗Sm抗体，抗核抗体(ANA)，抗カルジオリピン，細胞質性抗好中球細胞質抗体，抗好中球細胞質ミエロペルオキシダーゼ，免疫複合体，抗セントロメア抗体(ACA)，ループス抗凝固因子，頭部CT，胸部CT，腹部CT，腹部エコー，心エコー，喀痰培養，喀痰結核菌塗抹，喀痰結核培養，尿培養，などなど．

ヤブ君は，「どんな病気を疑っているの？」とタケノコ君に尋ねた．「いや，オーベンの先生に不明熱の鑑別診断(表2-1)[6]を教科書で調べて，できる検査は全部やっておけといわれたものですから．でも，鑑別診断が多すぎて結局よくわからないんです．発熱に関係のありそうな検査さえオーダーしておけば怒られることはないと思って，いろいろ検査を出したけどやっぱりわからない．炎症反応が陽性で，あとガンマグロブリンも高いけど，その他に異常値はありません」という返事が返ってきた．

一昔前の大学医局のカンファランスではこんな光景がよく見られた(今でもあるのかもしれないが，もしそうなら研修環境について少し考え直したほうがよいだろう)．わが国の伝統的な医学教育では，徹底的に検査をしてできるだけ多くの情報を集めるのがアカデミックで高級な医療であるという思い込みが根強い．そのわりに，診断推論の考え方を重視してこなかった．

そのため，この症例のように大きすぎるカード(「死にカード」)から出発して鑑別診断のリストを絞り込もうと十分検討することなく，絨毯爆撃的な検査に走ってしまいがちである．だが，鑑別診断を検討することなく検査を乱発しても収穫は少ない．検査の多さで診断推論の考え方の不備を補うことはできないのである(→99頁)．

表 2-1 不明熱の主な原因

感染	全身性	1. 結核
		2. ヒストプラズマ症
		3. 腸チフス
		4. サイトメガロウイルス感染症
		5. EB ウイルス
		6. その他：梅毒，ブルセラ症，マラリア
	局所性	1. 心内膜炎
		2. 肺気腫
		3. 腹腔内感染症（腹膜炎，胆管炎，膿瘍）
		4. 尿路（腎盂腎炎，腎周囲膿瘍，前立腺炎）
		5. 褥瘡
		6. 骨髄炎
		7. 血栓性静脈炎
腫瘍	血液腫瘍	1. リンパ腫
		2. Hodgkin 病
		3. 急性白血病
	発熱の原因となりやすい腫瘍	1. 肝がん
		2. 腎細胞がん
		3. 心房粘液腫
リウマチ性疾患		1. 関節リウマチ
		2. 全身性エリテマトーデス
		3. 血管炎
その他		1. 薬物関連
		2. 免疫複合体(全身性エリテマトーデス，関節リウマチ)
		3. 血管炎
		4. アルコール性肝炎
		5. 肉芽腫性肝炎
		6. 炎症性腸疾患，Whipple 病
		7. 再発性肺塞栓
		8. 詐熱
		9. 診断不明

〔文献 6 より〕

「カードを引く」段階での診断推論の失敗

> 鑑別疾患をやたら多く挙げてむやみに検査をすればいいわけではない．考えてカードを絞る努力をしよう！

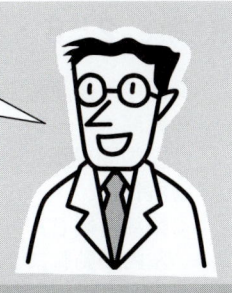

● カードが大きすぎる失敗

病歴聴取と身体診察に立ち返る

Case 2-6 ▶ つづき① やたら検査はしたけれど？

検査結果は炎症反応が陽性である他は，特異的な異常を認めない．
CRP 6.7 mg/dl，ESR 99 mm/h．

ヤブ君は，デキ先生が診断に困ったときには，患者のところへ行って病歴を聞き直したり身体診察を繰り返したりしていたことを思い出した．「身体診察で異常はないの？」とタケノコ君に聞いたが，「こんな難しいケースに，そんなことで診断がついたら苦労はしないんじゃないですか」という返事があっただけだった．それでも最近は何かとデキ先生のまねをしたくなっているヤブ君は，渋るタケノコ君と一緒に患者の診察に向かった．

Case 2-6 ▶▶ つづき② やたら検査はしたけれど？

再度の病歴聴取では新しい情報は得られなかったが，身体診察で左頸部の頸動脈付近に圧痛が認められた．

「これは手がかりじゃないだろうか」．ヤブ君は，頸部の圧痛と不明熱とを結びつける鑑別診断を思い浮かべることはできなかったが，頸部の画像診断で何か所見が得られるのではないかと考え，タケノコ君に頸部エコー，CT，MRIなどをしてはどうかと提案した．

Case 2-6 ▶▶▶ つづき③ やたら検査はしたけれど?

頸部の画像診断で以下の所見が認められた．
＜頸部エコー＞
　左内頸動脈に動脈瘤様の内腔拡張，中内膜の肥厚，内腔狭小化，側副血行．
＜頸部造影CT＞
　左内頸動脈に2cm大の動脈瘤，血管壁の肥厚．
＜MRI＞
　左内頸動脈に2cm大の動脈瘤．
＜胸部造影CT＞
　その目で見直すと左・右鎖骨下動脈，右腕頭動脈にも軽度の血管壁肥厚が認められた．

　その日のカンファランスでは結論は出なかったが，後日タケノコ君から，患者は大動脈炎症候群（高安病）だったという連絡があった．プレドニゾロン®50mg/日の開始後，速やかに解熱，乾性咳嗽と左頸部の疼痛の改善が認められた，とのことだった．
　タケノコ君は，選んだ不明熱のカードが大きすぎてどこから手をつけたらよいかわからない状態に陥っていたようである．

5 カードの内容の誤り（鑑別診断の知識の誤り）

Case 2-7 失神＝TIA？

53歳男性が，失神のため救急搬送されてきた．

会社でデスクワーク中にコーヒーを飲んだあと，突然意識がなくなり，机の上に突っ伏してしまったという．同僚が救急車を要請して救急来院した．救急車が到着したときには患者の意識は回復していた．既往歴，家族歴は特になし．

＜身体所見＞
BP 120/70 mmHg, HR 106 回/分, RR 18 回/分, BT 36.8 ℃，身体診察上，特に異常なし．

＜血液検査＞
WBC 7,700, Hb 11.5, Ht 33.2, Plt 22.5, Na 143, K 3.8, Cl 104, BUN 33, Cre 0.8, CRP 0.3 以下．

＜血液ガス＞
pH 7.495, CO_2 34, O_2 293, HCO_3 26.2（O_2 6 L を救急車内で投与されていた）．

ヤブ君は，頭部CTをオーダーして患者が検査にいっている間にデキ先生に患者のプレゼンテーションをした．

デキ先生「短時間の意識消失をきたしてすぐに回復したんだね．失神発作だね．鑑別診断は何が考えられるかな」

ヤブ君　「失神したんだから，TIA（transient ischemic attack；一過性脳虚血発作）が疑わしいです．すぐにCTをとってアスピリンを開始したほうがいいと思います」

デキ先生「TIAは失神をきたすことが多い病気かな？　それよりも失神の鑑別診断として考えなければいけない疾患があるよ（→カード2-5参照）」

ヤブ君　「大学の医局では失神はTIAと習いました．みんなも失神を見たらすぐにTIAを疑ってCTをとっていました」

デキ先生「今までCTで何か見つかったことはあった？」

ヤブ君　「梗塞が見つかれば脳梗塞という診断をつけていました」

デキ先生「起立性低血圧の有無はチェックした？　それと直腸診は？」
ヤブ君　「どうしてそんなことしなきゃいけないんですか．忙しいのに」

　ヤブ君はぶつぶついいながら，仰臥位と坐位で血圧を測ると収縮期血圧が24 mmHg 低下した．さらに，直腸診を行うとタール便が認められた．

　あわてて行った緊急上部消化管内視鏡では，噴門部にBorrmann2型の腫瘍性病変が認められた．一部に潰瘍を形成しており凝血塊が認められた．この部分からの出血が疑われた．

誤った「常識」

　失神の原因疾患としてはTIAが多いという間違いが，なぜか広く信じられていて，失神の鑑別診断の一番にTIAを挙げる医師が多い．実際には，失神の原因としてはTIAはきわめて稀であると成書にも明記されるほど原因疾患としては頻度の低いものである[3]．この例ではヤブ君は，失神のカードの内容を誤って覚えていたので，失神の鑑別診断がうまくできず，あやうく患者さんを危険にさらすところであった．

Case 2-8　意識障害には頭部CT？

78歳女性が，意識障害のため救急室に搬送されてきた．
昏睡状態で，痛み刺激に対しわずかにうめき声を上げる程度である．

　今夜も救急室は混んでおり，他にもみなければならない患者さんがいっぱいいたので，当直のヤブ君は問診と診察もそこそこにCTをオーダーした．CTをとり終わって，患者さんが帰ってきたのは2時間くらいたってからだった．ナースから患者のバイタルがおかしいと上申があったのはそれからすぐだった．

Case 2-8 ▶ つづき① 意識障害には頭部 CT ？

あわてて診察をし直すと，
BP 70/30 mmHg，HR 124 回/分，RR 34 回/分，BT 37.2 ℃，意識は昏睡状態，体幹には温かみがあるが，末梢は冷感あり．
その他の身体所見は神経学的所見を含めて異常を認めず．
尿道留置カテーテルには，混濁した尿が極少量たまっているのみで，尿の流出はほとんどなかった．
検尿してみると，白血球多数，桿菌多数が認められた．
＜血液検査＞
WBC 10,000，band 22%，Hb 正常，血小板正常，肝機能正常，アミラーゼ正常，Na 142，Cl 100，BUN 34，Creat 1.9．
＜血液ガス＞
pH 7.23，$PaCO_2$ 33 mmHg，PaO_2 100 mmHg，HCO_{-3} 14 mEq．

尿路感染症に続発した敗血症性ショックだった．遅まきながら血液培養をとり，補液，昇圧薬，広域抗菌薬の投与を行ったがショックから回復せず，翌日には ARDS（acute respiratory distress syndrome；急性呼吸窮迫症候群）を併発して呼吸不全で死亡してしまった．

ヤブ君は意識障害というだけで，神経学的異常の有無も確認せず，いきなり CT に走ったのが悔やまれた．CT をとっている時間を無駄にせず，敗血症性ショックの治療を始めていればあるいは救命できたかもしれないと考えると，余計に悔いが残った．

救急の現場で頻繁に見られる間違った診断推論

意識障害のカードには脳血管障害は一応含まれているが，診断の優先順位は高くないことに注意すべきである（カード2-4参照）．脳出血，広範な脳梗塞，脳幹の出血・梗塞では意識障害をきたすことがあるが，その場合は，麻痺などの神経学的異常所見が明らかで，身体診察のみで脳血管障害の診断は簡単につくことが多い．

また，脳血管障害は緊急性から見ると最優先して診断をつけなければならな

い疾患ではない注6)．これに反して意識障害の鑑別に挙がる疾患には，ショック，低酸素血症，低血糖などすぐに治療を始めなければ予後が悪いものが多く含まれている．したがって，局所的神経所見のない意識障害に対してCTを最優先させるのはほとんどの場合時間の無駄である．少なくとも上述の3つの疾患の除外ができてからCTをとっても遅くはない．

ここで挙げたように失神をTIAのせいにしてやはり脳の画像診断に走ったり，意識障害に対して脳血管障害と決めつけてCTに走ったりするのは，救急の現場で頻繁に見られる間違った診断推論のパターンである．

> こんなカードはない!!
> 正しい鑑別診断を覚えよう．

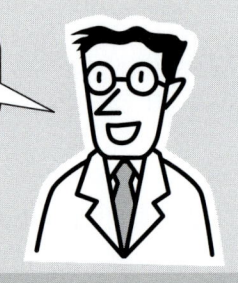

● カードの内容の誤り

Case 2-9 珍病メネトリエ病

「65歳男性が，全身の浮腫を訴えている」

ヤブ君の病院へ近所の消化器専門医から患者が紹介されてきた．

1年ほど前から下痢をすることが多くなった．3カ月前より，下肢を中心にむくみが出現し，徐々に悪化した．現在では浮腫は，上肢，顔面を含め全身に広がっている（カード2-8）．低蛋白血症（アルブミン 2.1 g/dl）と胃内視鏡所見で巨大皺襞が認められた．紹介状には，「メネトリエ病疑い，低蛋白血症」と書かれており，巨大皺襞の内視鏡写真が添えられていた．

＜身体所見＞
BP 126/84 mmHg，HR 70回/分，RR 16回/分，BT 36.5℃．全身に圧痕性浮腫を認める以外に異常認めず．

注6) 血栓溶解療法を行う場合には，緊急に診断をつける必要があるが，一般的に血栓溶解療法の適応となる脳血管障害は，神経学的異常所見を伴うものである．意識障害だけを呈する脳血管障害は稀であるし，診断がついても血栓溶解療法の適応にならないものが多い．

カード2-8　全身性浮腫

全身性浮腫

1. 低アルブミン血症（＜ 2.5 mg/dl）を伴う
2. 肝硬変
3. 重度の低栄養
4. 蛋白漏出性胃腸症
5. ネフローゼ症候群

〔文献7より〕

「これは珍しい病気だな．メネトリエ病による蛋白漏出性胃腸症なんて初めてみる症例だ」

文献を調べたヤブ君は少し興奮気味に，デキ先生に報告した．

「蛋白漏出性胃腸症の診断には，$α_1$-アンチトリプシンクリアランスがいいみたいです」

デキ先生はヤブ君のプレゼンテーションを聞いていたが，最後に「検尿やった？」と聞いた．

Case 2-9 ▶ つづき①　珍病メネトリエ病

検尿の結果，尿蛋白3＋，尿蛋白定量を行うと5〜7g/日の蛋白尿が認められた．ヤブ君がオーダーした$α_1$-アンチトリプシンクリアランスの結果は陰性であった．

検尿の結果，蛋白漏出性胃腸症ではなく，ネフローゼ症候群による低蛋白血症であったことが明らかになった．腎生検が施行され，膜性腎症の診断が確定した．

自分の得意な領域で鑑別疾患を考えてしまう失敗

　これは，専門医の陥りやすい失敗である．珍しい疾患であっても，自分の得意な領域，専門領域の疾患をまず鑑別の対象として考えてしまうことはよくある．低蛋白血症のカードを引けばネフローゼは必ず鑑別のリストに挙がっているはずである．そして，蛋白漏出性胃腸症よりもネフローゼのほうが圧倒的に頻度が高い．だから，診断の考え方としては，蛋白漏出性胃腸症を疑う前に，まずネフローゼを除外すべきである．

> 自分の得意な分野の鑑別疾患ばかり考えると，珍しい疾患から考えてしまう．

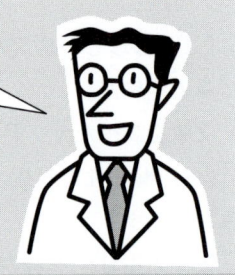

- シマウマ探しをしない（→63頁）

> ## 第2章のまとめ②

『カードを引く』段階での診断推論の失敗：
Clinical problem に対応する適切なカードにたどり着けないのには以下の理由がある．

1. カードを引こうとしない，考えない（思考停止）
2. カードを持っていない，カードの存在を知らない（知識不足）
3. 誤ったインデックスのカードを引く，間違えたカードを引く（誤分類・誤翻訳）
4. カードが大きすぎる（「死にカード」を引く）
5. カードの内容の誤り（鑑別診断の知識の誤り）

これらは互いに複雑に絡み合っており，1つの原因が他の原因となる．たとえば，知識不足は「死にカード」を引くことにつながり，「死にカード」を引けば思考停止になりやすい．

文献

1) Kassire J.P., Garry G.A.: Clinical problem solving ; A behavioral analysis. Ann Int Med 89 : 245-255, 1978
2) Frances C., Bent S., Saint S.: Saint-Frances Guide to Outpatient Medicine (3rd ed). Lippincott Williams & Wilkins, Philadelphia, 2000
3) 野口善令：病歴・身体所見のとり方．治療 81(2)：16-25, 1999
4) 亀谷 学，他（訳）：セイントとフランシスの内科診療ガイド（第2版）．メディカル・サイエンス・インターナショナル，2005
5) 寺沢秀一，島田耕文，林 寛之：研修医当直御法度―ピットフォールとエッセンシャルズ（第4版）．三輪書店，2007
6) 福井次矢，野口善令（訳）：内科診療シークレット．メディカル・サイエンス・インターナショナル，2003
7) 小泉俊三（訳）：10分間診断マニュアル―症状と徴候 時間に追われる日々の診療のために．メディカル・サイエンス・インターナショナル，2004

コラム 2-2
誰も教えてくれなかったカード

　実地臨床上でよく遭遇し，重要であると考えられる項目について，頻度・予後・緊急性などの軸からカードとしてまとめた．

カード　　腰痛

腰痛

患者へのアプローチ・Key point
- 筋骨格系以外に由来するものを除外する（大動脈，腎泌尿器：尿路結石・腎盂腎炎など，女性生殖器疾患，消化器：膵炎，十二指腸潰瘍など）．
- 見逃すと重大な転帰を招く疾患を除外する（下記）．
- 大部分の急性の腰痛は良性であり自然軽快する．鎮痛剤と早期のリハビリで対処する．

● 頻度の高い疾患
　muscle strain（ぎっくり腰），尿路結石，脊椎症，腰椎すべり症，椎間板ヘルニア．

● 見逃してはならない疾患（予後と緊急性）・Worst case・Must be ruled out（R/O）
　感染症（化膿性脊椎炎，椎間板炎，硬膜外膿瘍），悪性腫瘍（癌転移，多発性骨髄腫），大動脈瘤．

● Focusをあてるべき病歴と身体所見・Red flags
　発熱，体重減少，高齢，安静時や夜間の痛み，6週間以上続く腰痛，炎症反応高値，膀胱直腸障害，下肢筋力低下と感覚障害，馬尾症候群などの神経症状，免疫不全（腎不全・肝硬変・ステロイド・HIV）．

<検査>
　MRIでのヘルニア所見は健常人にも同程度にみられるため，神経学的所見のないときには施行しない．

カード　失神

失神

患者へのアプローチ・Key point と Pit fall（よくある間違い）
- 失神は脳幹部から大脳皮質の全般的な血流低下で起こる．一過性意識消失（TIA）で起こることは非常に稀である．
- 健常人でも起こる頻度は高く，検査でも原因がわからないことは多い．
- 診断がつくときは病歴のみでわかることが多い．
- 第一に，病歴から痙攣発作との鑑別を行う（痙攣発作では痙攣，尿失禁や舌咬傷，発作後の意識障害（postictal confusion/state），転倒時の外傷を伴い数分以上続くことが多い）．

● **頻度の高い疾患**
迷走神経反射，状況性失神，Adams-stokes 発作，痙攣発作，薬剤性（α 遮断薬や QT 延長を起こすもの），自律神経障害，急性出血．

● **見逃してはならない疾患（予後と緊急性）・Worst case・Must be ruled out（R/O）**
Nonsustained VT，Torsade de points，Adams-stokes 発作，心筋梗塞，閉塞性障害（肺塞栓，大動脈弁狭窄，肥大型心筋症），急性出血，解離性大動脈瘤，くも膜下出血．

● **Focus をあてるべき病歴と身体所見・Red flags**
高齢者，心疾患の既往，頭痛，姿勢（迷走神経反射は仰臥位では起こらない），失神時の詳しい状況（冷汗や脱力感などの前駆症状，排尿や排便，咳），服用薬剤，前駆症状や発作後の倦怠感（これらがないものは不整脈によることが多い），バイタルサイン，起立性低血圧（消化管などからの急性出血・著明な脱水・自律神経障害で生ずる），直腸診（タール便の有無），心雑音やその放散，頸動脈血管雑音，神経学的所見（脳幹部や小脳を中心に）．

＜検査＞
CBC（出血の急性期には変化がないことに注意），電解質異常を含めた一般生化学．神経所見や頭痛のない失神患者に CT をとっても，ほとんどの場合は正常である．心電図やホルター心電図に異常所見（虚血性変化，ブロック，不整脈，QT 延長，Brugada 症候群）があれば診断的価値は高いが，一過性でホルター施行時にとらえられないことが多い．

カード　ショック

ショック

患者へのアプローチ・Key point と Pit fall（よくある間違い）
- まずショック（あるいは pre-shock）であるという認識を持つことが必要．
- さらに，やみくもにカテコラミンを投与する前に体液量（細胞外液量）の状態を評価し，前負荷を適切に保つために補液する．
- 同時に原因の検索を行い，これに対する治療を行う．

● 頻度の高い疾患
　敗血症性ショック，出血性ショック，心原性ショック．

● 見逃してはならない疾患（予後と緊急性）・Worst case・Must be ruled out（R/O）
　いずれも生命に直結する状態であり，以下のすべての原因を検討する必要がある．
　S：septic shock, spinal shock
　H：hemorrhagic shock, hypovolemic shock
　O：obstructive shock（肺塞栓，緊張性気胸，心タンポナーデ）
　C：cardiogenic shock（心筋梗塞，心筋炎，不整脈）
　X：anaphylaxis
　E：endocrine（副腎不全，thyroid storm）

● Focus をあてるべき病歴と身体所見・Red flags
　外傷，既往歴（虚血性心疾患，肝硬変など），薬剤（NSAIDs，循環器系に作用する薬剤，アスピリン，抗凝固剤，ステロイド），月経周期（妊娠の可能性），DVT のリスク（長期臥床，HRT，担がん患者など），アレルギー歴．頻脈（特にバイタル逆転：収縮期血圧と脈拍が逆転）だけでも循環不全の可能性がある．発熱，起立性低血圧（hypovolemia を鋭敏に反映する），奇脈，頸静脈怒張，心音，心尖拍動，呼吸音，チアノーゼ，腹部所見，直腸診（タール便の有無，肛門括約筋の緊張），粘膜や皮疹，下腿浮腫．

＜検査＞
　CBC（経時的に測定する），生化学，電解質，血液ガス，酸素飽和度，胸部 X 線，心電図，心筋酵素，妊娠反応（子宮外妊娠）など．
　原因の可能性に応じて微生物学的検査，D－ダイマー，超音波検査／CT，心エコーなど．

※その他の注意事項
　動きながら考える＝治療を優先しながら原因を検索しなければならない状態である．まずは適切に輸液を行うこと．数 L 以上の大量補液が必要になることも多い．

| カード | 院内発生の発熱 |

院内発生の発熱

> **患者へのアプローチ・Key point と Pit fall(よくある間違い)**
> ・入院中の患者の発熱では感染症の頻度が高い．
> ・一般的な感染症の原則に従って，focus の検索と原因微生物の同定に努めることになる．
> ・さらに加えて基礎疾患(肝・腎障害)，免疫状態，投与薬剤，カテーテルなどの異物の存在，菌交代現象(多剤耐性菌や真菌)，手術による解剖学的変化などの因子に十分注意する．
> ・発熱＝抗生物質の対応では，(市中感染に比べて)状況を悪化させるだけのことが多い．

● 頻度の高い疾患
薬剤熱，カテーテル感染(末梢ラインにも注意)，*Clostridium difficile* 関連下痢症，肺炎(誤嚥性肺炎，VAP)，複雑性尿路感染．褥瘡(±骨髄炎)，DVT/PE，血腫(後腹膜)，術後(SSI/postcardiotomy)，副鼻腔炎・中耳炎(挿管や NG チューブの入っている患者)，中枢性の高体温，無石性胆嚢炎(TPN の患者)，内分泌(thyroid storm/aderenal insufficiency)．

● 見逃してはならない疾患（予後と緊急性）・Worst case・Must be ruled out(R/O)
好中球減少(febrile neutropenia)：これは medical emergency !

● Focus をあてるべき病歴と身体所見・Red flags
基礎疾患(肝・腎機能含める)，医療器具の使用(CV，尿道カテーテル，末梢静脈ライン，挿管チューブ，NG チューブなど)，免疫不全(糖尿病，薬剤性の好中球減少・細胞性免疫不全)，手術法や術後の状態，院内アウトブレイク(同一病原微生物による感染症が，通常より統計学的に有意に多く発生すること)の有無など．特に患者の免疫状態には細心の注意を払う(一晩で患者を失うことがある)．
身体所見は頭のてっぺんから足の先まで徹底的に！ 特に頭頸部，皮膚(褥瘡など)，骨，骨盤内，血管内が見落とされやすい．

＜検査＞
胸部 X 線，検尿，培養検査(血液，尿，痰，カテーテル先端など：ただし便培養は集団発症でなければ必要なし)，便 CD 抗原．
オプション：β-D グルカン，CT，腹部超音波検査，心エコー．

第2章　Clinical Problem からカードを引く

> **カード**　　院内発症の下痢

院内発症の下痢

> **患者へのアプローチ・Key point と Pit fall（よくある間違い）**
> ・入院後 48～72 時間経過後に発症した下痢は，一般的な細菌性の下痢であることは非常に少ない（あるとすれば病院の衛生管理が悪いことになる＝アウトブレイク）．
> ・抗菌薬や高浸透圧性の栄養剤の使用による医原性のものがほとんどである．

● 頻度の高い疾患
Clostridium difficile 関連下痢症（偽膜性腸炎），浸透圧性下痢．

● 見逃してはならない疾患（予後と緊急性）・Worst case・Must be ruled out（R/O）
消化管出血（下血が下痢となって現れる）．

● Focus をあてるべき病歴と身体所見・Red flags
使用薬剤（過去 1 カ月以内の抗菌薬使用，下剤，経管栄養剤），発熱，腹部所見，直腸指診．

＜検査＞
上記の理由から便培養の価値はほとんどなく，検査室に無駄な負担をかけるだけである．ただしアウトブレイクを疑えば積極的に提出する．便中白血球，便潜血反応，CD 抗原．

　ここでは，わが国ではあまり話題にならないものを選んである．また，臨床で使えるように，あえて略語を用いて簡潔な形で記載した．このため必ずしも包括的でなく，また治療については詳しく触れていないことに注意してほしい．また，カードは各自の臨床現場に応じて変化する生きたものである．このカードにそのまま従うのではなく，自分のカードを作っていくためのモデルにしてほしい．

第 3 章

診断の3つの軸

カードの中身の作り方

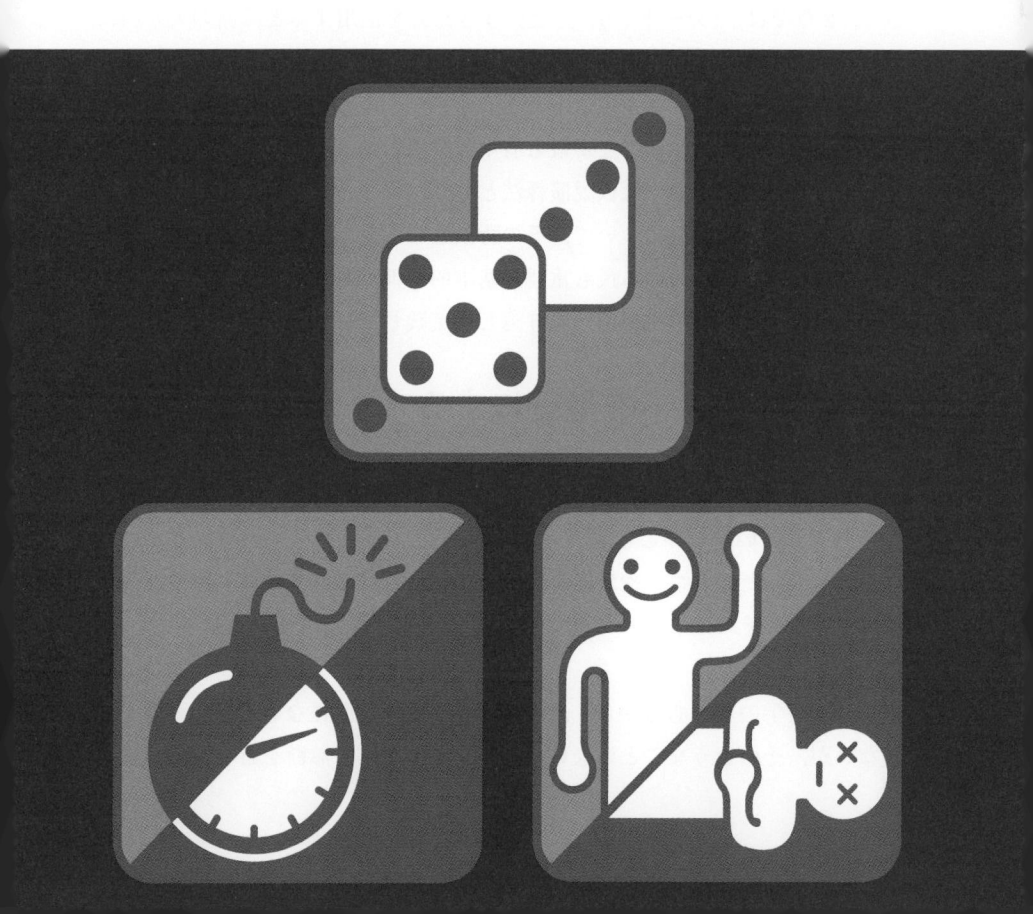

「患者のアウトカムを最善にする」という ゴールを達成するための戦略

　実際の診療現場で臨床医に求められているのは，正しい診断をつけることだけではない．しかし，これまでの医学教育は，もっぱらこの「正しい診断をつける」ということを強調して行われてきたといっても過言ではない．この背景には，「真理の追求」という狭義のサイエンスを追求してきた，わが国の医学を支えてきたパラダイムが反映されているともいえる．

　しかし，「患者（あるいは国民）のアウトカムを最善にする」という医学・医療を支えるもう1つの新しいパラダイムが，今後，いや，すでに出現しつつあり，診断学もそのようなパラダイムに依拠すべきであろう．

　さて，2章では，「カードを引く」という考え方を活用すると診断の入り口に効率よく入れること，そのために「使える生きたカード」を多く自分のものにしておくのがあなたをパワフルにすること，そしてこのカードを増やすためには多種多様の症例を経験することが最も有用と説明した．

　さらに，この次の4章では仮説演繹法という，経験豊富で優れた臨床医が意識せずに使っている方法について，その背景となる確率の考え方も含めて説明する．これは診断法における最も重要な基本的原則であり，相撲の「型」にあたる．ぜひこのアプローチを何度も繰り返し，実践してほしい．

患者のアウトカムを最善にする

　しかしこれはあくまでも基本的原則であって，実際の診療場面（real world）ではその通りにいかないことも多い．また，2，4章で述べている内容は，診断にたどりつくためのコツや理屈を説明しているだけで，実は最も重要な視点が抜けている．それはすなわち冒頭で述べた「患者のアウトカムを最善にする」という視点である．

　本書は診断学の本であるから，患者のアウトカムは関係ないと思われるかもしれないが，そのようなことはない．いうまでもなく，診断を行う目的は患者

を助けるためである．これこそが本書の原点であり，コア・バリューであること，すなわち「座標軸」であることを確認しておきたい．ともすると「診断のための診断」になってしまうことがあるが，これこそが本末転倒の話なのである．いくら正しい知識を持っていたとしても，またいくら正しい確率論的アプローチができたとしても，この座標軸を忘れないようにしたいものである．

　さて実際の診療現場では，＜病歴＞→＜診察＞→＜鑑別診断リスト＞→＜検査＞→＜鑑別診断リスト＞→＜診断＞→＜治療＞という順序で行うとは限らず，もし重篤な非可逆的なアウトカムをきたし得て，しかも緊急に治療しなければ異なったアウトカムをきたし得るような場合には，＜病歴＞，＜診察＞の次に（確定診断の前に）＜治療＞というアクションをとりあえずとらなければならない状況が多々あることも覚えておいてほしい．

　本章は，「患者のアウトカムを最善にする」というゴールを戦略的に達成するために，最も基本的な3つの軸について解説するもので，本書の中核をなす章である．

3つの軸とは？

　第2章で解説した「カード」は，「鑑別診断の仮説リスト」ともいえる．すぐれた臨床医のカードには，どのようなことが書かれているのだろうか．

　既述したようにカードのサイズは小さいほど「使えるカード」といえる．カードに含まれるのはせいぜい3～5項目，最大でも7項目までがよい．これは不要な検査をせずに，患者に負担（時間，苦痛，コストなど）を与えずに診断にた

🎲	頻度の軸 ………	目の前の患者が疾患を有する確率
⏳	時間の軸 ………	緊急性，治療のgolden timeと可逆性，進行性
🧍	アウトカムの軸 …	アウトカムの重篤性，非可逆性

図3-1　3つの軸

どりつくのにちょうどよいサイズといえよう．

しかしそれだけでは「患者のアウトカムを最善にする」という最終ゴールを達成するためのカードの要件としては不十分である．

図3-1に示した3つの軸（視点）に常に配慮して，カードに含まれる項目の優先順位をつけることが非常に重要となる．これは検査や治療方針の決定にも有用である．

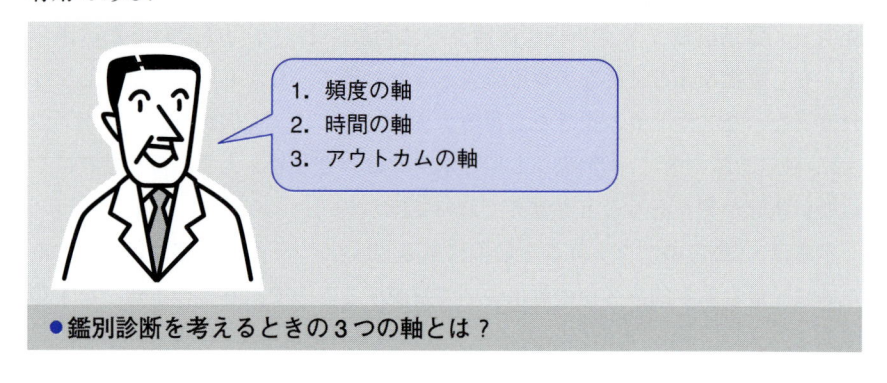

1. 頻度の軸
2. 時間の軸
3. アウトカムの軸

●鑑別診断を考えるときの3つの軸とは？

「頻度の軸」「時間の軸」「アウトカムの軸」

「頻度の軸」とは，「確率の軸」とほぼ同義である．すなわち，患者の話を1～2分聞き，患者の全体的な様子に対応して的を絞った病歴・診察（focused questions and examination）を行って得られた情報のみから，最も可能性の高い疾患（診断仮説リスト）を，疾患の「頻度・確率」という視点から推定するアプローチである．検査をする前に推定されることが多いので，検査前確率（検査をする前に推定される有病確率）と同義で扱われることも多い．

この軸は，次の4章で述べる仮説演繹法の中核をなす考え方であり，効率的に診断に至るために最も有効なアプローチであるとされている[注1]．このアプローチは，検査の選択にも有用であり，患者に負担を強いることになる不要な検査を省くことにも役立つ．

注1）イリノイ大学のElstein博士は，一連の研究で優れた臨床医は共通してこの仮説演繹法を用いていると報告している．

「時間の軸」と「アウトカムの軸」は，診断名をつけることよりも，「患者のアウトカムを最善にする」という点に重点を置いたアプローチである．この2つの軸は完全に切り離して議論することが困難で，オーバーラップすることがかなり多いが，あえて別々に扱うこととした．

カードを引く際，作る際に，「頻度の軸」だけで優先順位づけを行っては不十分であり，たとえ可能性が低くても，リストに入れておかなければならない鑑別診断の項目がある．「時間の軸」と「アウトカムの軸」に共通しているのは，その項目を選ぶ際に，この2つの軸を念頭に置いておくことで，大きな間違いや見逃しを犯さないで済む点である．

「時間の軸」は，「あなたが相手にしている患者が生身の人間であり，刻々と変化し続けている存在である」という本質的な，しかし忘れがちな視点をさしている．2章で述べたカードのサイズが小さいほうがよいというポイントも，この「臨床的問題解決にはタイム・リミットがある」という特徴に関連している．特に，緊急性の高い疾患，進行性に悪化している病態，適切な治療法があっても治療が有効な時間 (golden time) が限られている病態などでは，診断をつける時間も限られているのである．このような場合は，短時間に暫定的な診断リストを作成し，「最小の害で，最善のアウトカムをもたらす」治療を選択する必要がある．

「アウトカムの軸」は，臨床的問題解決，そしてこの本の最終ゴールが「患者の害を最小に，アウトカムを最善に」であるだけに，最も重要な軸である．

一見 stable にみえる病態であっても，重大な，あるいは非可逆的なアウトカムをきたすような病態，さらには適切な治療を行えば，その最悪のアウトカムを回避できるような病態は，日常診療の中にも潜んでいる．このような患者は救急車でくるとは限らない．したがって，患者を診るときは，外見だけで判断せず，常にアンテナを張っている必要がある．そして少しでも疑わしいような症状や所見に気づいたときは，その疾患が稀であっても，カードの項目に入れておくことが肝要である．

1 「頻度の軸」から見る：可能性の高そうなものから考える

　患者の clinical problem からカードを作るもっと実際的な方法として，患者の年齢・性別や，臨床状況にあわせて，可能性の高そうな鑑別診断の候補を3〜5個くらい想起しながら鑑別診断のリストを作っていく（「頻度の軸」から見る）やり方がある．この考え方を仮説演繹法と呼ぶ．

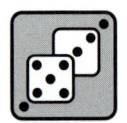

20歳男性に胸痛をきたす可能性が高い疾患

Case 3-1

　20歳男性，2〜3日前から左前胸痛を感じた．発症は突発的ではない．深呼吸すると痛みが誘発される．体動時の息苦しさが持続している．
　生来健康で，冠動脈疾患のリスクファクターはない．

　20歳男性に胸痛をきたす疾患として可能性の高いものには，気胸，肺炎，GERD（gastroesophageal reflux disease；胃食道逆流症），胸壁由来の痛み（いわゆる肋間神経痛）などが考えられる．虚血性心疾患，解離性大動脈瘤，特発性食道破裂などは，緊急治療が必要で見逃したくはない疾患であるが，20歳男性の胸痛の原因として可能性が高いとは考えにくい．これらの疾患リストを頭の片隅にとどめておくのは大事なことだが，特別に疑う理由がなければ最初から鑑別診断のリストに入れなくてもよい（→ 90頁）．
　鑑別診断の候補を少数に絞ることのメリットは大きい．たくさんの疾患を想起する労力や時間を費やさずに済む．また，後述する他の鑑別診断の候補との絡みを考えるうえでも数が少ないほうが楽である．
　そのためには可能性の高いもの，大事なものをほとんどカバーするような3〜5個のリストを想起できるようトレーニングしないといけない．実は，これは初心者にとっては少し難しいことである．だが，コツを理解して練習すれ

3つの軸とは？

> **カード3-1**　20歳代男性の胸膜性の胸痛
>
> ┌─ 20歳代男性の胸膜性の胸痛 ─────────────────┐
> │ 疾患A　気胸 │
> │ 疾患B　肺炎 │
> │ 疾患C　GERD │
> │ 疾患D　胸壁由来の胸痛（骨・筋肉・皮膚） │
> └────────────────────────────┘

ば大丈夫．Common disease に対する鑑別診断は1～2年のうちにできるようになる（適切な患者集団の集まる研修施設で，このような考え方で指導できる指導医がいるという条件つきではあるが）．

　仮説演繹法は，common disease を診断するには絶大な威力を発揮するが，稀な疾患，難しい複雑な症例の診断には向いていない．こういった稀な疾患の診断には，鑑別診断の候補を徹底的に調べながら作っていくやり方が向いている（徹底的検討法→ 186 頁）．つまり場合によって異なるアプローチを使い分ける必要があるということである．ただ，昔からいわれているように，診断の難しい症例の多くは症状，所見の現れ方が典型的でないだけで，ありふれた疾患である場合のほうが多いのであるが．

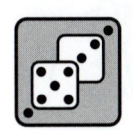

「シマウマ」探しにはまらない

　頻度の軸（視点）では，ありふれた疾患（いわゆる common disease）から優先的に考え，稀な疾患は積極的に鑑別診断の候補の上位に持ってこないようにする．「よくあることはよく起こる Common things occur commonly.」の原則どおり，起こる頻度の高そうな疾患から考え，「シマウマ」探し[注2]にはまらないよ

注2）「ひづめの音を聞いたらウマだと思え．シマウマだと思うな」という警句が北米の医学教育でよく使われる．鑑別診断を考えるのにありふれたウマでなく，わざわざ稀なシマウマを想定する愚を戒めている．転じて稀な疾患をシマウマ（zebra）と呼ぶ．

うにする．

　医学部の教育では，伝統的に発病メカニズムが医学的に興味深い疾患を重点的に教える傾向があり，疾患の頻度は重視していない．このため医学生に鑑別診断のリストを作らせると，稀な疾患ばかり挙がってきてしまう（これをシマウマリストと呼ぶ）．

　臨床の現場では，意識して疾患の頻度に注意することが診断推論の能力向上につながる．胸痛の鑑別診断では，虚血性心疾患，肺炎，気管支炎，気胸，GERD，消化性潰瘍，胸壁由来の胸痛，パニック障害などがこの視点に含まれる．

　仮説演繹法は，主としてこの頻度の軸（視点）から鑑別診断のリストを作っていく考え方である．仮説演繹法による「20歳代男性の胸膜性の胸痛」をカードにすると，カード3-1のようになる．ご覧のように，これだけで臨床状況に応じて可能性の高い疾患の80〜90％をカバーするように練習する．Case 3-1では「患者が若年である」「胸痛の性状が胸膜性である」という条件を考えに入れると，さらに鑑別診断のリストを絞ることができる．すなわち，気胸，肺炎，胸壁由来の痛みが最終的に残るcommon diseaseのリストになる．

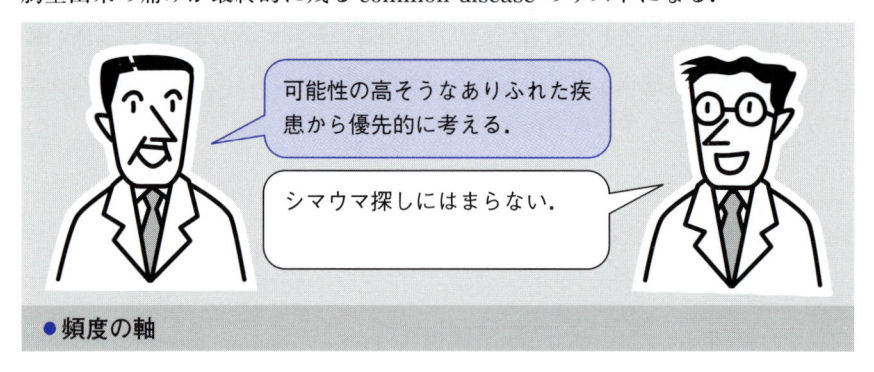

> 可能性の高そうなありふれた疾患から優先的に考える．
>
> シマウマ探しにはまらない．

● 頻度の軸

> 第3章のまとめ ①

鑑別診断のリストの優先順位を考えるのには，「頻度」「時間」「アウトカム」の3つの軸がある．

頻度の軸：可能性の高そうなものから考える．

1. 患者は「病名の名札」をつけて受診してこない．患者の背景や簡単な病歴から可能性の高い仮説を3～5個想起する（カードを引く）．「仮説演繹法」とは，頻度の軸に重点をおいた考え方である．

2. ともすると稀な疾患から考えがちだが，ありふれた疾患（common disease）から優先的に考える．

3. 「シマウマ探し」にはまらない．稀な疾患は，鑑別診断の候補の上位に積極的に持ってこない．

2 「時間の軸」から見る：緊急性，治療のgolden time，進行性

実際の診療現場は，1，2章で解説してきた順序，すなわち，

1) 患者の言葉を翻訳して「カードの見出し（インデックス）」に変換し，
2) これにふさわしい手持ちのカードを探してくる
3) そのカードのリストに従って最も考えられる鑑別診断の仮説リスト（できれば3〜5個のリスト）を作る（ここで最も重要なのは「頻度の軸」）
4) そしてその鑑別診断に基づいて最も効率のよい検査を選び，その検査の結果の解釈を「確率の軸」に従って（臨床疫学的なあるいはBayesの考え方を用いる）結果の解釈を行う（仮説演繹法→184頁）．

といった一連の順序で診断（あるいは暫定診断）にたどりつき，その診断に基づいて最適の治療を選択する．

この意味でいえば，前述の「頻度の軸」が最もオーソドックスな方法といえる．しかし実際の臨床現場では，必ずしもこの方法だけをとるわけではない．

患者は常に変化し続ける ——「動的診断学」の必要性

特に夜間当直や急性疾患が集まる病院の病棟・現場で診療行動を行うときは，「頻度の軸」以外の軸を考える必要がある．その1つが「時間の軸」である．

「時間の軸」とは，別の言葉で置き換えれば，「緊急性の軸」ともいえる．養老孟氏がその著書で「患者は生き物（自然）であり，検査は情報である」といみじくも述べているように，「患者は情報ではなく，生き物である」．生き物は，「常に一定の状態にとどまることなく，刻々とその状態が変化する」という点にその本質がある．

これに対して，われわれが診療行動で最も頼りにする検査を代表とする臨床データあるいは医療情報は，（「情報」という名前が持つイメージが誤解を生じさせやすいが）実は「発せられた瞬間に固定される（養老 孟）」ということが本質的な特徴である．

> 緊急性の高い疾患から考える．

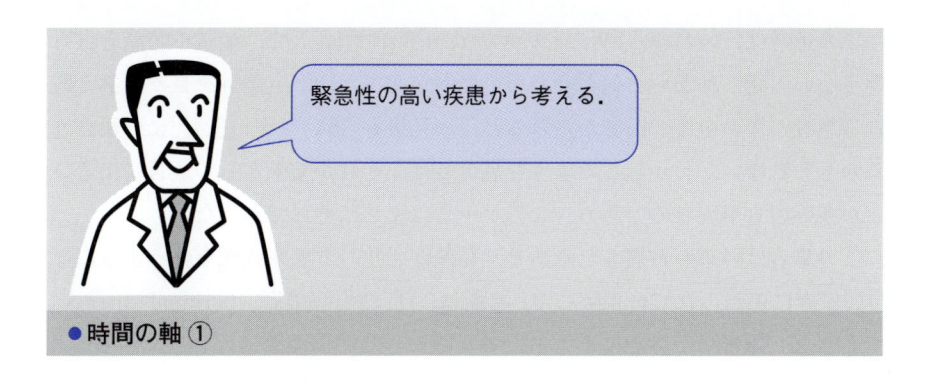

● 時間の軸 ①

　しかし，ともすると「情報」という言葉が持つイメージに惑わされ，あたかも情報が動いているように感じられ，逆に患者は変わらない，固定されたものと思いがちである．実はこれは全く逆であるということを，われわれ患者診療に携わる医師は常に念頭に置いておかなければならない．

　これらのことが教えてくれるのは，一見確かなように思われる検査結果や画像情報にだけとらわれず，常に変化し続けている患者こそを頻回に観察し，重要な変化を見逃さず，その変化に応じた柔軟な判断とアクションが求められている，ということである．筆者はこれを「動的診断学」，あるいは「動的問題解決」と呼び，これまでの「静的診断学」と区別している．

1) 緊急性の視点

　これは実際に筆者がインターン時代に体験した症例である．

Case 3-2

　50歳男性．発熱で休日外来に来院．かぜ症状などはなく，他に発熱の原因となるような特異的な症状や基礎疾患が見当たらない．既往歴で痔疾患がある程度．
＜診察所見＞
　屈強な男性．BT 39℃，頭頸部，胸部，腹部，四肢で異常なし．解熱薬を処方され，治らなかったら再来するように指導して帰した．

この患者は，いわゆる「男らしいマッチョタイプ」の人で，症状や苦痛を自ら訴えない，聞かれないと何もいわない傾向があった．不定愁訴を長々と訴え続ける患者が多い中で，医師からみると，一見最も「扱いやすい患者」に分類されるかもしれない．しかしこのような患者では，それが結果として裏目に出ることが多いのも事実なのである．このケースはまさにそれであった．

この患者は外来から帰されたあと，発熱が悪化して悪寒戦慄を伴うようになり，家族に連れられて再来院した．診断は，「肛門周囲膿瘍　perianal abscess」であった．筆者は，診療にあたった外科医から肛門周囲膿瘍はmedical emergencyであること，このまま放置しておくと敗血症で死亡していた可能性さえあったこと，などを指摘され叱責された．

なぜこのようなことが起きたのであろうか．以下の理由が考えられる．
1) この患者は肛門痛と発熱は無関係と考えてしまい，「男らしいタイプ」のためもあり，医師に尋ねられないと肛門痛のことをいわなかった．医師もこの疾患を念頭に置いていなかった．
2) 診察した医師は，肛門痛の訴えがない患者に対して，通常の外来で肛門の診察をする習慣がなかった．
3) かぜ症状や特定の原因を示唆する症状がない発熱患者の原因をよく確認せずに解熱剤を処方した医師の安易な診療姿勢．

歩いてやってくる緊急疾患患者

しかし，最も大きな原因は何であろうか．それは，担当医が肛門周囲膿瘍が発熱の原因になること，肛門周囲膿瘍でも放置すると敗血症を起こし得て最悪の場合死にさえ至るようなmedical emergencyであることを知らなかったことである．そして何よりもそれまで肛門周囲膿瘍をみたことがなかった(！)ことなのである．

この症例のように，緊急性の高い(medical emergency)疾患の患者は，「いつも救急外来にくる」「救急車でくる」あるいは「一目見ただけで重症」とは限らない．「歩いてやってくる緊急疾患患者」も少なくない．

この症例から読者に学んでいただきたいことは，そのような緊急性の高い疾患の可能性をたとえ稀でも念頭に置いておくこと，そのためにはその疾患の存在を知っておくこと（カードのリストに入れておくこと），可能性を疑ったら患者に聞き診察すること，そしてそのような患者を経験すること，である．

> 緊急性の高い疾患の患者は「救急外来にくる」「救急車でくる」「一目見ただけで重症」とは限らない．

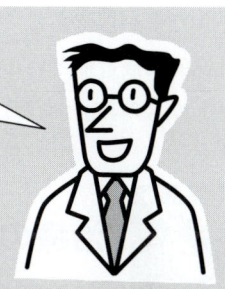

● 時間の軸 ②

2） 治療の golden time：治療可能性（treatability）と治療が可能なタイミング（golden time）

Case 3-3

1歳男児．3日ぐらい前からかぜ症状のため，近医を受診し，かぜ薬と抗生物質を投与されていた．本日になり元気がなくなって泣かなくなり，ミルクの飲みが悪く，眠りがちで，熱も下がらないため外来を受診してきた（以下略）．

Red flag sign に着目する

このような症例では，「確率の軸」だけを見ると患者はウイルス性の上気道炎の症状が続いているという可能性が最も高い．しかし，発熱や上気道炎の症状だけではなく，本日新たに明らかな変化がこの患者に起きていることに注意しなければならない（red flag sign）．それは元気・食欲がなくなって，しかも傾眠傾向にあるという点である．

このような情報を得た場合には，たとえ稀であっても，臨床医は患者を注意

深く観察・診察し，重篤なアウトカムをきたす疾患も可能性として考えなければならない．この場合は，「細菌性髄膜炎」を常に念頭に置いて患者を診察する必要がある．

　なぜなら，第一に，細菌性髄膜炎を放置すると死亡を含む重篤なアウトカムをきたすからである．また，たとえ死亡に至らなくても，脳神経障害などの非可逆的な後遺症といったアウトカムをきたす恐れがあるからである（これは「アウトカムの軸」となる）．

治療の golden time

　第二に，このアウトカムの重大性と非可逆性に加え，**治療可能性および治療が有効なタイミング**（治療の golden time）という視点が存在する．すなわち，適切な治療（適切な抗生物質を最大量静注）により，このような重篤な非可逆的なアウトカムを回避することができる（治療可能性，最悪の非可逆的アウトカムの回避性）．しかしこの「治療が有効なタイミング」を失すると，同じ治療でも無効になってしまう．これは診断における「時間の軸」であり，きわめて重要な視点である．

　また緊急時においては，治療を開始する前に確定診断がついていることが必須の条件ではない．つかなくていい場合，あるいは暫定診断で治療を開始することが必要な場合も少なくない．髄膜炎の症例などはその典型である．

　筆者が米国で内科研修を受けたとき，指導医や上級の研修医から多くの「秘伝」（これを米国の研修医たちは clinical pearls と呼んでいる）を伝授してもらった．その clinical pearls の1つに，「髄膜炎が否定されない限り，髄膜炎を疑ったら，その患者を髄膜炎として治療せよ（Once you suspect meningitis, treat it as meningitis, unless proven otherwise）」というのがあった．それほど細菌性髄膜炎は恐ろしい病気であり，見逃してはいけないし，またその可能性が高ければ確定診断の前に治療を開始してもよい（もちろん髄液の採取と鏡検はするが），と徹底して教わるのである．

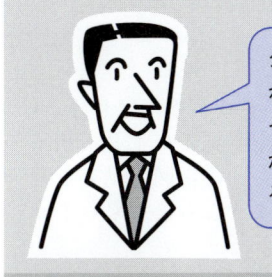

> タイミングをはずさず治療をすればアウトカムがよくなり,タイミングを失するとアウトカムが悪くなる疾患を優先的に考える.

●時間の軸 ③

その疾患を経験しておくことの重要性

　もう1つ重要な点は,「髄膜炎を診たことのない臨床医には,髄膜炎を疑うことは難しい」ということである.これまでわが国の大学病院では,市中病院に比較して,研修医が急性疾患をみる確率が少なかったこととも関連していると思われる(これは筆者らがかかわった厚生労働科学研究「かかりつけ医のプロセスとアウトカムに関する研究」で行われた研修医診療実態調査からも明らかになっている)[1].

　研修医の臨床能力の修得のために重要な疾患を経験させる「場」を提供していないという点が,現在の大学病院を中心とした臨床研修の大きな問題点の1つと筆者らは考えている.

3) 進行性の視点:stable か progressive か,悪化しているか改善しているか

　前述したように,あなたが相手にしている患者は生き物であり,刻々と変化している.今あなたの手元にある最新の検査結果さえ,昨日採血したものであればその時点の患者の病態を反映したものに過ぎず,現在の病態を反映したものではない.

Case 3-4

62歳男性．高血圧治療中．
　就寝時，軽い前胸痛を自覚．その後，冷汗，咳，息切れが出はじめ，1時間以上続いているため，心配になって来院．診療所見のバイタルサインは正常で特に異常なし．胸部X線写真も異常なし．心電図所見も正常であったため，研修医は，様子を見て症状が続くようならまた来るように指示して帰した．

　この症例，あなたならどうしますか．
　まず「頻度の軸」で見てみよう．この年齢，性別，高血圧というリスクファクターは，冠動脈疾患の可能性をさらに高める．
　まず，この症例のプレゼンテーションは，典型的な急性心筋梗塞を疑わせる．1時間以上続く狭心症はほとんどない．つまり，「頻度の軸」から急性心筋梗塞のカードの上位につけられる．たとえ，心電図所見が正常でも検査前確率がきわめて高い（90％以上）のでrule outにはならない！
　他の鑑別診断としては，急性肺塞栓，解離性大動脈瘤などが考えられるが，これらの症例でも，胸部X線，心電図が異常になるとは限らず，検査のみに頼る診断がいかに危険なことであるかがわかる．
　次に「時間の軸」はどうだろうか．
1) 緊急性：いうまでもなく，きわめて高い．急性心筋梗塞の患者の1/3〜1/2は発症後1日以内に死亡する．
2) 治療のgolden time：急性心筋梗塞を早期に治療する．経皮的冠動脈インターベンション（PCI）を6時間以内に施行することにより，短期的・長期的アウトカムをよくすることは，エビデンスとして確立されている．この症例の発症後1時間は，まさにgolden timeといえよう．
3) 進行性：発症時は軽い胸痛と思っていたが，冷汗や呼吸困難も加わり，徐々に悪くなっている．つまり「進行性に悪化」している．
　このような患者を帰してはならない．

第3章のまとめ②

時間の軸：緊急性，治療の golden time，進行性
臨床的問題解決にはタイムリミットがある．

1. **緊急性**
   緊急性の高い疾患は，鑑別診断を考えるときに頻度が低くても，優先的に考える．緊急性のある疾患は「常に救急外来にくる」「救急車でくる」「一目見ただけで重症」とは限らず，「歩いてくる」ことも少なくない．緊急性の高い疾患はたとえ稀でも常に念頭に置く．

2. **治療の golden time：治療可能性（treatability）と治療が可能なタイミング（golden time）**
   タイミングを失せず適切な治療を実施すればアウトカムを変えられる疾患がある．鑑別診断を考えるときには，タイミングを失すると治療が無効である疾患を優先的に考える．緊急時には治療の前に確定診断が必須ではない．暫定診断で治療を開始することが必要な場合も少なくない．

3. **進行性**
   患者は生き物（自然）であり刻々と変化する．患者は stable か progressive か，悪化しているか改善しているか，を観察することは次のアクションの重要な判断材料となる．進行性の場合は，一時点の診察・検査所見に過依存しないことが肝要である．

3 「アウトカムの軸」から見る：アウトカムの重大性，非可逆性，Red flag sign

1） アウトカムの重大性，非可逆性

> **Case 3-5**
>
> 12歳男児．生来健康．2日前より発熱，咽頭痛あり．ひどくなってきたので来院．

「アウトカムの軸」とは，患者に最終的に起こり得る転帰，予後の重大性や非可逆性をさしている．

ウイルス性急性上気道感染症は，きわめて common な疾患で，「頻度の軸」の優先順位を左右する基準にあてはまる．急性で症状が急激に悪化することもあるので，「時間の軸」の基準にもあてはまる．しかし，その短期的予後は通常良好であり，長期的な予後においても非可逆的なアウトカム（後遺症）をもたらすことは稀である．

20歳代男性の「発熱・咽頭痛」のカードを作るとき，通常，ウイルス性急性上気道感染症が項目リストの一番下に「頻度の軸」や「時間の軸」とは独立して「アウトカムの軸」が置かれており，この軸に依拠して優先順位がつけられていることがわかる．

逆に，「急性喉頭蓋炎（epiglottitis）」は，稀な疾患である（「頻度の軸」）が，急激に悪化（「時間の軸」）し，治療可能ではあるが，治療のタイミングを逃すと非可逆的なアウトカムをきたす（「アウトカムの軸」）．「発熱・咽頭痛」のカードで上位に位置づけられるわけではないが常に含まれ，少なくとも念頭から外してはならない項目となる．

このように，「頻度の軸」という点では優先順位が低いが，起こり得るアウトカムの重大性，非可逆性という視点から見逃してはならない疾患が少なからず存在する．しかしそれほど数は多くないので，この疾患名（できればその疾患の特徴，プレゼンテーションなども）は記憶しておいて損はないであろう．図3-2にそのリストを示す．

なお，このリストはあえて common disease にこだわっていない．また「アウトカムの軸」と「時間の軸」は重複する疾患が多いことに配慮し，各疾患に，緊急性，治療可能性などのロゴマークをつけて示した．

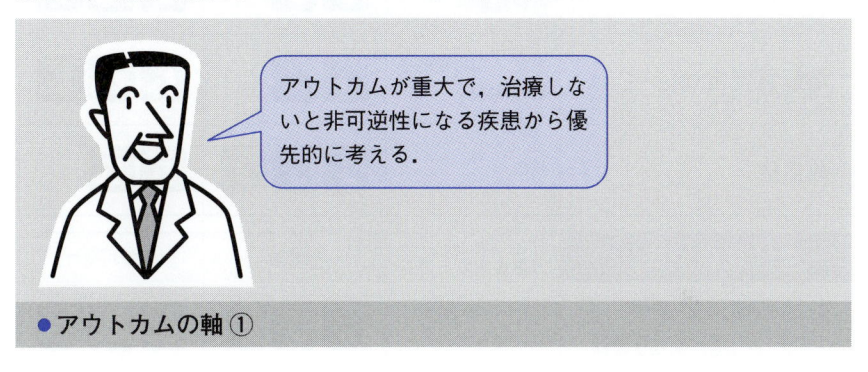

> アウトカムが重大で，治療しないと非可逆性になる疾患から優先的に考える．

● アウトカムの軸 ①

【凡例】

症状	起こり得る最悪のアウトカム	緊急性	治療可能性
疾患名		低 中 高	低 中 高

ショック・血圧低下	起こり得る最悪のアウトカム	緊急性	治療可能性
心タンポナーデ	死亡	高	中
肺塞栓	死亡	中	中
緊張性気胸	死亡	低	高
副腎不全	死亡	中	高

図3-2　見逃してはいけない疾患　　　　　　　　　　　　　　　　（つづく）

第3章 診断の3つの軸—カードの中身の作り方

意識障害	起こり得る最悪のアウトカム	緊急性	治療可能性
低血糖	死亡・非可逆的中枢神経障害	💣💣	👤👤
電解質異常（Na・Ca）	死亡・非可逆的中枢神経障害	💣💣	👤👤
敗血症	死亡	💣💣💣	👤👤

一過性意識消失	起こり得る最悪のアウトカム	緊急性	治療可能性
急性の体液量減少＝出血（消化管・女性生殖器）	死亡・非可逆的中枢神経障害	💣💣💣	👤👤
不整脈（頻脈性・徐脈性）	死亡・非可逆的中枢神経障害	💣💣💣	👤👤

体重減少	起こり得る最悪のアウトカム	緊急性	治療可能性
うつ病	自殺	💣	👤

頭痛	起こり得る最悪のアウトカム	緊急性	治療可能性
くも膜下出血	死亡・非可逆的中枢神経障害	💣💣💣	👤👤
脳腫瘍	死亡	💣	👤
緑内障	失明	💣💣💣	👤👤
側頭動脈炎	失明	💣💣	👤👤
細菌性髄膜炎	死亡・非可逆的中枢神経障害	💣💣💣	👤👤

図3-2 見逃してはいけない疾患（つづき）

3つの軸とは？

胸痛	起こり得る最悪のアウトカム	緊急性	治療可能性
肺塞栓（肺梗塞）	死亡	💣💣💣	👤👤
心外膜炎	死亡	💣💣	👤
緊張性気胸	死亡	💣💣	👤👤👤
帯状疱疹	慢性疼痛	💣	👤
解離性大動脈瘤	死亡	💣💣💣	👤👤

腹痛	起こり得る最悪のアウトカム	緊急性	治療可能性
腸間膜動脈閉塞（塞栓・血栓）	死亡	💣💣💣	👤👤
腸閉塞	死亡	💣💣	👤👤
腹膜炎	死亡	💣💣💣	👤👤

便秘	起こり得る最悪のアウトカム	緊急性	治療可能性
大腸がん	死亡	💣	👤👤
甲状腺機能低下症	死亡・QOL低下	💣	👤👤👤

図3-2　　　　　　　　　　　　　　　　　　　　　　（つづく）

腰痛	起こり得る最悪のアウトカム	緊急性	治療可能性
腹部大動脈瘤破裂	死亡	💣💣💣	🏃🏃
脊椎炎	死亡・下肢麻痺	💣💣	🏃🏃
脊椎腫瘍（転移・骨髄腫）	死亡・下肢麻痺	💣	🏃🏃

腎不全	起こり得る最悪のアウトカム	緊急性	治療可能性
HUS/TTP（注）	死亡・末期腎不全	💣💣	🏃🏃
急性間質性腎炎	末期腎不全	💣💣	🏃🏃

脱力	起こり得る最悪のアウトカム	緊急性	治療可能性
Guillain-Barré症候群	死亡・呼吸不全	💣💣	🏃🏃

下肢の痛み・間欠性跛行	起こり得る最悪のアウトカム	緊急性	治療可能性
閉塞性動脈硬化症（ASO）	歩行障害	💣	🏃🏃
腰椎脊柱管狭窄症	下肢麻痺	💣	🏃🏃

図3-2 見逃してはいけない疾患（つづき）

注）HUS：hemolytic uremic syndrome；溶血性尿毒症症候群
　　TTP：thrombotic thrombocytopenic purpura；血栓性血小板減少性紫斑病

下腿浮腫	起こり得る最悪のアウトカム	緊急性	治療可能性
深部静脈血栓症	死亡・肺塞栓	💣💣	🏥🏥
蜂窩織炎	死亡・敗血症	💣💣	🏥🏥🏥

関節痛	起こり得る最悪のアウトカム	緊急性	治療可能性
化膿性関節炎	関節破壊・敗血症	💣💣💣	🏥🏥🏥

図3-2（つづき）

2) Red flag sign：ありふれた日常診療に潜む重大な病態

　Red flag sign は，前項の「時間の軸（緊急性）」とかなり重なる部分も多いが，一応分けて説明する．

　Red flag sign とは何であろうか．Red flag sign は「日常ありふれた診療の中でともすれば見逃してしまうような兆候であるが，その兆候は見逃してはいけない重大な疾患のヒントとなる」と定義することができる．英語では，"Needle in haystack（干し草の山の中に隠れた針）"と表現することがよくある．

　つまりこの red flag sign が呈する状況は，必ずしも緊急性がなくてもよい．つまり「時間の軸」がそれほど重視されないような場合も多く含まれる．

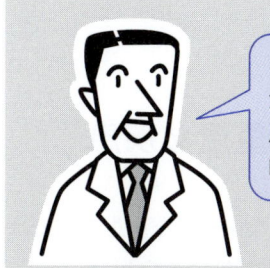

> ありふれた日常診療の中にも重大なアウトカムをきたし得る疾患が隠れている．
> Red flag sign に注意！

● アウトカムの軸 ②

Case 3-6

65歳女性．半年ほど前から両足がしびれ，時に痛みを伴うことが多くなりつつある．特に，長い間立っていたり，歩いたりすることが難しくなってきた．
既往歴は糖尿病を含め，特になし．さらに問診を進めたところ，症状は前かがみで軽快し，後屈で悪化するという．また，足の裏や殿部の周りもしびれることが多くなってきたという．診察上，足背動脈はよく触知する．Straight leg raising test は陰性であった．

　この患者は歩いて診療所にやってきて，一見健康であり，とても重篤な疾患を持っているようには見えない．したがってこれを診療する医師も，「原因はよくわからないが様子を見ましょう」というアプローチをとりがちである．
　このような主訴を持つ患者を見たときに考えなければならない疾患は，大きく分けて3つある．①血管性の疾患，特にASO（閉塞性動脈硬化症）を代表とする閉塞性の動脈疾患，②脊髄あるいは神経根を圧迫するような脊椎疾患，そして③末梢神経疾患，特に糖尿病性の神経症などである．
　症例の病歴情報から，①や③の可能性は低く，前（後）屈による症状軽減（悪化）や診療所見から，②の可能性，なかでも脊柱管狭窄症による脊髄の圧迫症状である可能性が高いことが推定される．
　脊柱管狭窄症は慢性疾患であり，緊急に治療を要するものではなく，悪性疾患や他の重篤な疾患である可能性も小さい（もちろんその可能性を否定するための適切な診断作業は必要である）．

稀だが見逃してはいけない重篤な疾患

　しかしこれらの患者を見たときに，見逃してはいけない重篤な疾患が稀ではあるが存在する．その1つに，「馬尾神経障害を伴う脊柱管狭窄症」がある．これを見逃すと非可逆的な馬尾神経障害をきたし，死には至らないものの，排尿・排便障害など患者にとって何としてでも避けたいアウトカムをきたしてし

まうのである．

「馬尾神経障害を伴う脊柱管狭窄症」では，簡単な病歴や診察所見から（足底部，会陰部の知覚障害や排尿・排便異常など）診断の可能性をさらに高めることができる．この症例の問診や診察所見は，その可能性を示唆する兆候が見られるではないか．まさに red flag sign がチカチカと点灯しているのである！

「馬尾神経障害を伴う脊柱管狭窄症」の診断を疑いさえするだけで，整形外科の専門医に送るというアクションにつなげることができる．また，適切な治療を受けさせることによって症状の進行や非可逆的なアウトカムを回避することも可能となるのである．

このような稀ではあるが重篤なアウトカムをきたし得る疾患を診断するためには，以下の3つの前提が必要である．

1) 「馬尾神経障害を伴う脊柱管狭窄症」という疾患の存在を知っていること．
2) 次にこの疾患の典型的な病歴と診察所見を知っていること．
3) そして足のしびれを訴えてきた患者をみるときに，この可能性をいつも念頭に置いておく必要があること．

これらがなければ，この疾患を疑うことさえできず，専門医へ送るというアクションにつながらず，非可逆的なアウトカムをきたしてしまうことが起こり得るのである．

「念頭に置いておく」ことの重要性

特に最後の「念頭に置いておく」ということは，きわめて重要である．Red flag sign は通常，あまり目立ただず，注意を凝らさないと気づかないからである．

「そこにあるのに，特定の人だけにしか見えない」とは，医療以外の場でもよく観察される現象である．なぜ特定の人だけにしか見えないのだろうか．それは「見つけようとして見ていないから」である．Red flag sign はまさにこれに該当し，知っていて見つけようと意識している人にしか見えないことが多いのである．

腰痛
以下のサインは，いずれも化膿性あるいは結核性脊椎炎，脊椎悪性腫瘍（転移性あるいは多発性骨髄腫）を示唆する．

- 悪性腫瘍あるいは結核などの慢性感染の既往．
- 免疫不全・経静脈的薬物乱用．
- 夜間就寝中の痛み（で目が覚める），安静時・仰臥位でも強い痛み．
- 発熱，発汗（盗汗），体重減少．
- 保存的治療に反応せず，1カ月以上続く．
- 神経症状：例えば馬尾症候群（下腿の運動知覚障害，殿部や会陰部の感覚障害，膀胱直腸障害）や脊髄圧迫症候群．

腹痛
以下のサインは，重大な疾患（→の先）を示唆する．

- 妊娠可能年齢の女性→子宮外妊娠．
- 高齢，心房細動，弁膜症，虚血性心疾患や閉塞性動脈硬化症の既往→腸間膜動脈閉塞．
- 糖尿病の既往→ケトアシドーシス，重症感染症．
- 肝硬変・腹水→特発性細菌性腹膜炎．
- 体重減少，食欲不振，便通変化，強い便秘，夜間の疼痛，貧血や便潜血陽性，悪性腫瘍の既往・リスクや家族歴がある→悪性腫瘍．
- early satiety（すぐに満腹になること）や嘔吐→腸閉塞．
- 鎮痛剤の効果がない→外科的急性腹症．

急性下痢
以下のサインは，いずれも治療が必要な細菌性や原虫性を示唆する．

- 海外渡航歴，周囲でのアウトブレイク，免疫不全（HIV，糖尿病，免疫抑制剤服用）．
- 高熱，強い腹痛，血便，脱水を伴う場合，3日以上の持続期間．

便秘
以下のサインは，大腸がんを示唆する．

- 大腸がんの家族歴．
- 腹痛，便性状の変化（便柱が細くなる，血便），便失禁，体重減少．
- 保存的治療に反応しない，あるいは大量の下剤が必要．

図3-3 Red flag sign （つづく）

🚩 頭痛　以下のサインは，重大な疾患（→の先）を示唆する．

- 高齢者，アルコール依存症，抗血小板剤・抗凝固剤投与，出血傾向，外傷の既往
  →硬膜下血腫や脳出血．
- 悪性腫瘍の既往→転移性脳腫瘍．
- 発熱，先行あるいは併存する頭部以外の感染症→髄膜炎．
- 突然発症で一気にピークに達する痛み，経験のない激痛，次第に増悪する痛み
  →くも膜下出血．
- 精神症状（意識や人格の変化），起床時に強い痛み，悪心や嘔吐，うっ血乳頭→脳腫瘍．
- 視力障害，片側性の赤い眼→緑内障．
- 神経学的局在所見．

🚩 めまい　以下のサインは，脳血管障害を示唆する．

- 高齢者．
- 高血圧などの血管病変のリスクとなる疾患の既往．
- 初回発作，非回転性（回転性では末梢性のめまいが多い），頭痛，強い悪心や嘔吐．
- 神経学的局在所見→脳出血，脳腫瘍，脳膿瘍．

🚩 失神　以下のサインは，心原性失神を示唆する．

- 高齢者．
- 冠動脈疾患のリスクとなる疾患の既往，QT延長を起こす薬剤の服用．
- 心疾患や突然死の家族歴．
- 初発，仰臥位での発症．
- 前兆のない突然発症，回復が急速で倦怠感を残さない．

🚩 発熱　以下のサインは，重大な疾患（→の先）を示唆する．

- 抗がん薬やBasedow病治療薬など→好中球減少性発熱．
- 向精神薬などの服用→悪性症候群やセロトニン症候群．
- 脾臓摘出の病歴→重症肺炎球菌感染症．
- 意識障害，髄膜刺激症状，乳頭浮腫→髄膜炎．
- 血圧低下，頻呼吸，紫斑や水疱などの皮膚粘膜病変→敗血症．

図3-3（つづき）
注）Red flag signは必ずしも兆候（サイン）に限定されず，患者の背景要因も含まれる．
〔文献2～4を参考に作成〕

Red flag signは，数多く存在する．図3-3はこれらのred flag signをリストアップしたものである．

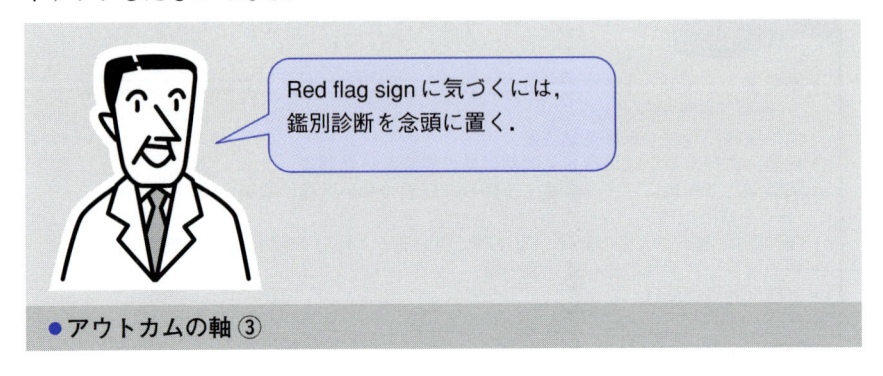

> Red flag signに気づくには，鑑別診断を念頭に置く．

● アウトカムの軸 ③

3）「ゴミ箱的診断仮説」

　診断をつけても治療方法がない疾患，治療しなくても自然によくなる疾患は積極的に鑑別診断の候補の上位には持ってこないのが，初心者に勧められる原則である．これらの疾患を「ゴミ箱的診断仮説」または「ゴミ箱的診断病名」と呼ぼう．「ゴミ箱的診断仮説」には，曖昧な病名，疾患概念のはっきりしないとりあえずの病名，非特異的病名，self-limited disease（治療しなくても自然に治る病態），機能的疾患が含まれる（表3-1）．

　「ゴミ箱的診断仮説」に含まれる病名をつける場合には，見逃してはいけない疾患が除外されたあとに初めて診断をつけるのが安全である．例えば，胸痛の鑑別診断では，最初から心因性の胸痛という病名に飛びつくのではなく，虚血性心疾患，肺塞栓，心外膜炎，気胸，帯状疱疹，解離性大動脈瘤など，治療を行えばアウトカムがよくなる疾患を除外する．そのあとに，初めて心因性の胸痛という診断をつけるのがよい（図3-2参照）．心因性の胸痛であれば，たとえ診断をつけたとしても治療法は対症療法しかなく，治療せずに放置しても自然に軽快することが予想されるからである．

　治療可能性については，「時間の軸」で説明したが，緊急性や治療のgolden timeがない場合には，このように「アウトカムの軸」から見ることもできる．「アウトカムの軸」から見た治療可能性は，鑑別診断のカードを作る際に，有効な治療法がある疾患から優先的に考える．その疾患に特異的な治療法がない場

表3-1 「ゴミ箱的診断仮説」または「ゴミ箱的診断病名」

1. 曖昧な病名
   急性胃腸炎，胃腸かぜなど．
2. 疾患概念のはっきりしないとりあえずの病名
   自律神経失調症，肋間神経痛など．
3. 非特異的病名
   「かぜ」．
4. self-limited disease [注]
   ウイルス性上気道炎，急性腰痛（いわゆるぎっくり腰）．
5. 機能的・心因性疾患
   筋緊張性頭痛，便秘による腹痛，生理痛，心因性の症状．

注）特別な治療をしなくても自然経過で軽快，治癒する疾患．代表はウイルス性上気道炎．

合は，苦労して診断をつけても治療によってアウトカムがよくならず，得るものが少ないからである．見逃してもたいしたことにならない疾患は，優先的に鑑別疾患として考えないといってもよい．

つまり，放っておいてもアウトカムが悪くならない「ゴミ箱的診断仮説」は鑑別診断リストの上位に持ってこないのがルールである．

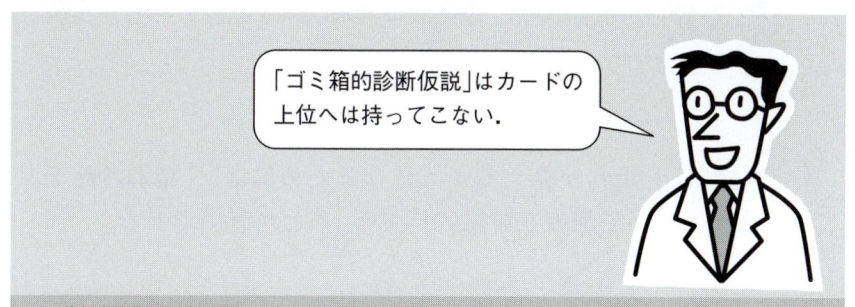

「ゴミ箱的診断仮説」はカードの上位へは持ってこない．

● ゴミ箱的診断仮説

> **第3章のまとめ ③**

アウトカムの軸：アウトカムの重大性, 非可逆性

1. 頻度は高くないが，起こり得るアウトカムの重大性，非可逆性という視点から見逃してはならない疾患が存在する．

2. 「非可逆性」の裏返しは，タイミングを逃さず治療すれば，最悪のアウトカムを回避できる「治療可能性」である．治療可能性のある疾患を高い優先順位で鑑別しよう．

3. ありふれた日常診療の中にも重大なアウトカムをきたし得る疾患が隠れている．通常目立たないが，疾患を示唆する何らかの兆候である．Red flag sign が点灯していることが少なくない．

4. Red flag sign が見えるようになるためには，「鑑別診断を念頭に置いて患者を意識的に見る」ことが有用である．

5. ゴミ箱的診断仮説は，鑑別診断の上位へは持ってこない．

3つの軸を使い分ける

　これまで述べた3つの軸はすべて重要であるが，カードの疾患リストを作るときの優先順位をつける際にどの軸に重きを置くかは，常に決まっているわけではない．

　診断に真に役立つ「生きカード」を作るためには，可能性の高い疾患，重大な疾患のほとんどをカバーするような3～5個の疾患候補を想起できるようにトレーニングしないといけない．実は，これは初心者にとっては少し難しいことである．「頻度が高い疾患なので鑑別診断の候補として可能性が高い」（頻度の軸），「頻度は低いかもしれないが緊急に治療しないと致死的になる」（時間の軸），「緊急性はないが見逃すと不可逆性に悪いアウトカムをきたしてしまう」（アウトカムの軸）など，複数の視点から考える必要があるからである．

　初心者には「頻度」「時間」「アウトカム」の3軸を同時に考えて使いこなすのは，あまりに複雑すぎて難しいと感じられるかもしれない．そこで，少なくとも「頻度」と「重大性」の2つの軸を考えてみる習慣をつけよう．

> 3つの軸が難しければ，少なくとも「頻度」と「重大性」の2つの軸を考えよう．

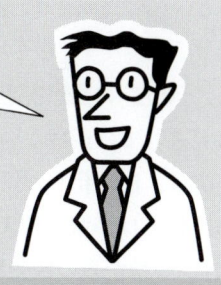

● 2つの軸で考えよう

1）「頻度」「時間」「アウトカム」の3軸を「頻度」と「重大性」の2軸に簡略化する

　「重大性」とは，緊急性，治療可能性などの「時間の軸」と「アウトカムの軸」をまとめて1つにしたものである．つまり，「頻度」「時間」「アウトカム」の3軸を「頻度」と「重大性」の2軸に減らして，少しでも簡略化しようと試みたものであ

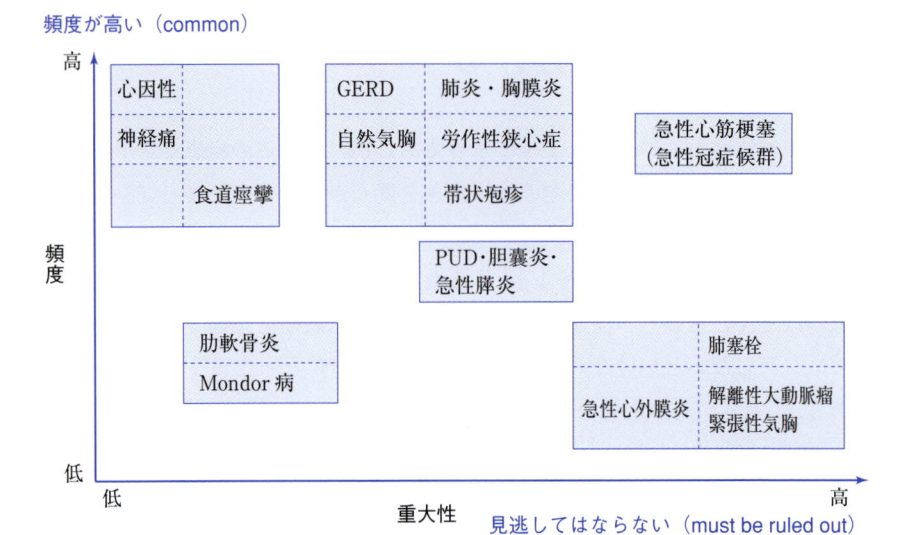

図3-4 「頻度」と「重大性」からみた胸痛の鑑別診断

頻度が高い（common）

	重大性低	重大性中	重大性高
頻度高	心因性／神経痛／食道痙攣	GERD／自然気胸／肺炎・胸膜炎／労作性狭心症／帯状疱疹	急性心筋梗塞（急性冠症候群）
頻度中		PUD・胆嚢炎・急性膵炎	
頻度低	肋軟骨炎／Mondor病		肺塞栓／急性心外膜炎／解離性大動脈瘤／緊張性気胸

見逃してはならない（must be ruled out）

これはあくまで筆者の主観的なイメージを具体化したものであり，すべての状況にあてはまるわけではない．特に環境によって頻度の構成が大きく異なることに注意すること．救急外来では右下方の疾患を，一般外来では左上方の疾患を意識する．
また，「PUD(peptic ulcer disease)・胆嚢炎・急性膵炎」は，胸痛で発症するものの頻度は少ないため，この位置に置いた．

る．「頻度」の高い疾患は可能性が高い疾患(common)で，「重大性」の高い疾患は見逃してはいけない(must be ruled out)疾患と考えてもよい．

　実は，簡略化した「頻度」と「重大性」の2軸で考えてもまだジレンマは発生する．例えば，解離性大動脈瘤は緊急に治療しないと命にかかわる疾患で，「重大性」の軸からの優先順位は高いが「頻度」は高くない．心因性の胸痛は緊急性がなく放置してもアウトカムは悪くないため，「重大性」の軸からの優先順位は低いが，「頻度」は高い．このように「重大性」のある疾患は「頻度」が低いことが多く，逆にアウトカムが良性の「ゴミ箱的診断仮説」は「頻度」が高いことが，鑑別診断のカードを作るうえでのジレンマである．

　このジレンマを克服するために，まずカードに入れる鑑別疾患を「頻度」と「重大性」の2つの軸に沿って展開してみよう．図3-4は胸痛の鑑別疾患を例にとったが，上方に位置する疾患ほど頻度の高い疾患（いわゆるcommon disease)で，右方に位置するほど緊急性が高く，治療によりアウトカムを変えられる疾患である．

右上方に位置する疾患（急性心筋梗塞など）は頻度が高く，かつ重大性も高い疾患で，優先的に鑑別として考えるべき疾患である．

右下方の疾患は，頻度はあまり高くないが重大性が高い疾患（肺塞栓，解離性大動脈瘤，緊張性気胸など）で，たとえ可能性は低そうでも一度は意識的に鑑別の対象に挙げたあとでカードから捨て去ることが勧められる．

左上方に位置するのは，頻度は高いかもしれないが重大性は低い疾患（心因性の胸痛，神経痛など）で，「ゴミ箱的診断仮説」（→ 84 頁）に含まれる疾患である．このカテゴリーの疾患は，積極的に鑑別診断の候補の上位には持ってこない．

左下方の疾患は，頻度も重大性も低い疾患（肋軟骨炎，Mondor 病など）で，鑑別診断の対象として考える価値が低い疾患群である．

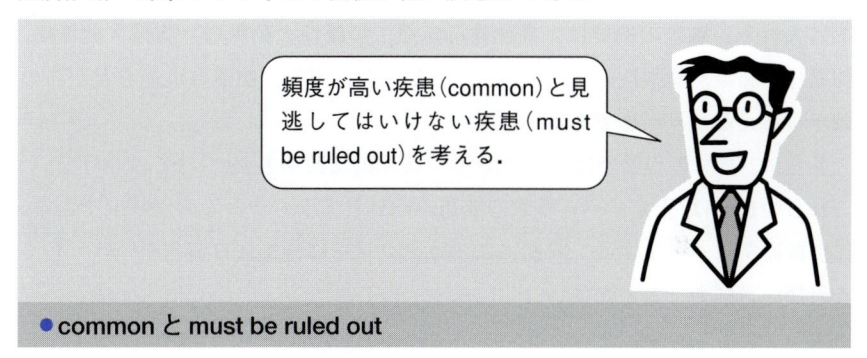

> 頻度が高い疾患（common）と見逃してはいけない疾患（must be ruled out）を考える．

● common と must be ruled out

2) 診療の「場」による軸の使い分け

ジレンマを克服するために次に行うべきなのは，状況によって軸に置くウエイトを使い分けることである．救急外来と一般外来とでは，それぞれの軸に置くウエイトの配分を変えなくてはならない．

救急外来では「重大性の軸」(特に緊急性の視点)にウエイトを置く

　救急外来では緊急性の視点を中心に鑑別診断のカードを作る．緊急性のある疾患を見逃さずに除外することが救急の大きな任務だからである．

　夜中の救急外来で，胸痛の患者を診る場合，虚血性心疾患，解離性大動脈瘤，肺塞栓，緊張性気胸などの命にかかわる胸痛でないことが確かめられれば，救急の責任はほぼ果たしたといってよい．胸痛の原因が何であるかを明らかにする必要もない．機能的な疾患が疑われれば，とりあえずの対症療法をして，詳しい原因は翌日以降に外来に来てもらって追求すればよいことである．

　つまり，救急の場では，「重大性の軸」(特に緊急性の視点)にウエイトを置き，すぐ治療を開始しないと致命的になるかもしれない疾患を優先的に考えてカードに入れる．胸痛の例では，虚血性心疾患，解離性大動脈瘤，胸部大動脈瘤，肺塞栓，肺炎，緊張性気胸，縦隔炎，食道破裂，膵炎，胆道系疾患などがこの軸から考えるべき疾患である．

　さらに，救急の現場では，最初から「ゴミ箱的診断病名」をつけてはいけない．これらの病名は，否定すべき重大な疾患を除外してからつけるのが鉄則である．鑑別診断をよく考えずに，安易にこのカテゴリーに含まれる病名をつけてしまうと痛い目にあうことが多い．

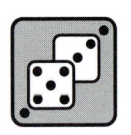

一般外来では「頻度の軸」にウエイトを置く

　逆に，一般外来では「頻度の軸」にウエイトを置いて鑑別診断のカードを作っていくのが効率的である．「重大性の軸」に重きを置いて，解離性大動脈瘤を除外したいあまりに，外来の胸痛患者全員に造影CTをとるのはあまりに無駄が多く，また患者を余計な被曝と造影剤副作用のリスクにさらすことになる．

　もちろん，common disease ばかりに集中していると，稀ではあるが「重大性」のある疾患を見逃すことがある．したがって，常に「重大性の軸」(特に緊急

性の視点)は頭の隅に置いておくのがよい．たとえ，軽症にみえる患者であっても，絶対に見落としたくない解離性大動脈瘤や肺塞栓のこともちょっと考えてみるのがよい．ちらりとでも想起して捨て去るのはよいが，最初から全く考えないのでは見落としにつながるからである．「念頭に置いておく」ことが大事である．

　病歴や身体所見に少しでも気にかかるところがあったら，鑑別診断のカードに入れて追求するという態度が大事になる．このあたりのバランスをうまくとれるようになれば一人前である．

文献

1) Hayashino Y., Fukuhara S., Matsui K., et al：Quality of care associated with number of cases seen and self-reports of clinical competence for Japanese physicians-in-training in internal medicine. BMC Med Educ(6)：33, 2006
2) Frances C., Bent S., Saint S.：Saint-Frances Guide to Outpatient Medicine(3rd ed). Lippincott Williams & Wilkins, Philadelphia, 2000
3) 野口善令(監訳)：WM 臨床研修サバイバルガイド　外来診療．メディカル・サイエンス・インターナショナル，2005
4) 内科レッド・フラッグサイン―よくある症候から危険を見抜く．medicina 41(9)，2004

コラム3-1

カードを作るトレーニング

　ここでは，筆者（野口）が研修医を対象として行っているカンファランスを紹介する．このカンファランスの目的は，鑑別診断をリストアップしてカードを作るトレーニングを行うことである．図はカンファランスで使っているシートである．

1) カンファランスの進め方

　まず，症例を呈示する．

　主訴と病歴，身体所見，検査所見は，最初に全部プレゼンテーションしてしまうのではなく，順番にプレゼンテーションして鑑別診断を考えてもらう．

　シートを使うタイミングは，① 主訴（受診・入院理由）を聞いたあと，② 主訴と病歴のあと，③ 身体所見を呈示したあと，④ 検査所見を呈示したあと，など目的と学習者の熟練度に合わせて決めればよい．当院では，③ のタイミングで使用し，次にどんな検査が必要かを考えてもらうことが多い．身体診察を重点的に扱うのが目的であれば，② で使用し，どのような身体所見に焦点を当ててとるのがよいか考えてもらう．

2) シートの使い方

(1) 医学生，初期研修医など診断の初心者

　鑑別診断をなるべく多く想起する練習をする．この段階でのコツは，系統的に（by system）押さえていくことである．個々の疾患名を想起するよりも系統名（腫瘍，感染症，膠原病など）を想起するほうが楽でかつ想起漏れが少ない．系統名が想起できてから疾患名の想起へ進むとよい．

【主訴】

【病歴・身体所見】

【Clinical Problem】

【鑑別診断】

Must be ruled out
（Critical）

1
2
3
4
5

Common

1
2
3
4
5

Most likely

【必要な検査】

【確定・除外診断の決め手】

図　カード2軸式診断法シート

(2) 初期研修医の後期～後期研修医などもう少し進んだ学習者

　鑑別診断（少なくとも系統名）が楽に想起できるようになったら，これらを重大性"must be ruled out（critical）"と頻度"common"の軸に分類して並べ替えてみる．このプロセスに習熟することにより，見落としていけない疾患を漏らさずに想起できるようになる．その後の鑑別は，救急，外来など臨床の場によって，重大性と頻度のどちらかに重点を置いて進める．

(3) 後期研修医以降などさらに進んだ学習者

　最初から重大性と頻度の軸で分類して，鑑別診断を想起する練習をする．あまり多くの疾患名を挙げず，各3～5個くらいにする．

　"Most likely"には，直感的にこれだと思う診断名を記入してパターン認識（→190頁）の練習にする．直感的に思い浮かぶ疾患名がなければ空欄にしておいてよい．

　ケースカンファランスでこういったトレーニングを繰り返せば，重大な疾患を見落とさず，かつ，頻度の高い疾患から鑑別を進めていくバランス感覚が身につくようになる．さらに，典型的な症例ではパターン認識が有効に働いてmost likelyな疾患名が直感的に想起できるようになるだろう．

コラム 3-2

疾患の頻度，重症度は臨床の現場によって異なる

Case

ヤブ君の先輩の循環器専門医 Y 先生が首をかしげている．Y 先生は循環器センターでバリバリ心カテなどやっていたのだが，最近，ヤブ君の病院に赴任してきたのだった．

聞いてみると，「この病院に来てから，診断がはずればかりなんだよね．『この胸痛の患者には，冠動脈病変があるだろう』と思ってカテをやってみると有意狭窄がないということが多いんだ」とのことだった．

「今までみてきたこんな症状の患者さんはみんなこの病気だったのに，病院を変わるとどうもうまく診断ができない」という経験は多くの臨床医がしているのではないだろうか．

これは，病院によって患者集団の特性が異なるために起こる現象である．循環器センターには，心疾患の有病率の高い患者が集まりやすいので，冠動脈疾患の検査前確率も高くなっている．極端な例であるが，単科の精神病院を受診する患者と循環器センターを受診する患者では，どちらが冠動脈疾患の可能性が高いかを考えてみればわかりやすいだろう．

医療機関を受診する患者は，地域の住民のごく一部の特殊な集団である．住民の一部が疾患を持ち，その中の症状のある一部の人々が受診する．患者が医療機関を選択する理由は，医療機関の評判，アクセスのしやすさ，紹介などさまざまである．つまり，医療機関を受診する患者は，一般住民からある条件で選別された特殊な集団であるといえる（図）．医療機関を受診するまでに選別に働く条件は個々の医療機関によって異なるため，受診する患者群の特徴も医療機関によって異なる．したがって，大病院の専門外来，救急外来，開業医のク

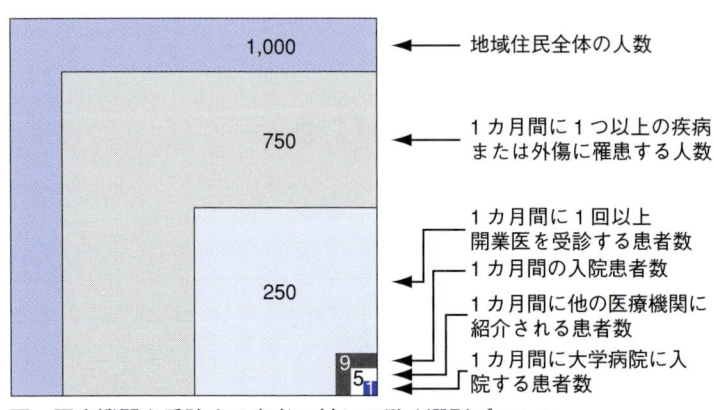

第3章 診断の3つの軸―カードの中身の作り方

```
1,000 ← 地域住民全体の人数
750  ← 1カ月間に1つ以上の疾病
       または外傷に罹患する人数
250  ← 1カ月間に1回以上
       開業医を受診する患者数
       1カ月間の入院患者数
       1カ月間に他の医療機関に
       紹介される患者数
9
5    ← 1カ月間に大学病院に入
1      院する患者数
```

図　医療機関を受診する患者に対して働く選別プロセス

〔文献1より〕

リニックなど診療の場が変わると，疾患の頻度，重症度が異なってくるのである．

　例えば，以前に筆者が勤務していた病院は，付近に24時間受け入れ可能な循環器センターがあり，典型的な虚血症状を訴える患者はセンターに吸収されるためか，胸痛を訴える典型的な虚血性心疾患の患者はほとんどなく，無痛性急性心筋梗塞など非典型例ばかりであった．その他にも，有名な専門医がいるためその領域の疾患が多いなど，同じような性格の医療機関であっても立地条件，評判などによっても疾患の頻度に違いが出てくる．診断推論の出発点となる事前確率は施設によって変わることが多いのである．

　このため，自分が所属する施設の患者の疾病パターンを把握し，ローカルルールとして認識しておくと診断推論に役立つ．臨床医は，現場での経験から抽出した事前確率を無意識的に使用しているものである．同一施設に勤務している限りは，無意識的な使用で問題になることは少ないが，疾患頻度のパターンの異なる病院に転勤したときなどにはこの点について意識しておかないと思わぬ失敗をすることがある．

表　プライマリケアと高次医療機関における疾患の頻度と重症度

	プライマリケア	高次医療機関
二次性高血圧/高血圧	0.6%	6.0%
重篤な器質的腎尿路系疾患/血尿	2.3%	4.8〜16.5%
肥大型心筋症		
無症状	72%	
軽症	24%	90%
中等症〜重症	4%	44%
死亡	0%/4.4年	4%/年
腹部大動脈瘤		
拡張の速度	0.21 cm/年	0.4〜0.5 cm/年
破裂（直径＜5 cm）	0.3%/年	6%/年，9.5%（剖検時）
（直径＞5 cm）	5.0%/年	23.4%（剖検時）

　また，同じ施設の中でも専門医，救急医は，日常的により稀な疾患や重症の患者集団を診療しているため，同じ症状を持つ患者に対して，プライマリケア医とは異なった印象を持ち，異なった診断推論をしているのが普通である．同じ施設の中でも場が異なれば，疾患の頻度(つまり検査前確率)も異なってくる．この違いは医師同士の誤解や行き違いになりやすいので注意が必要である．
　自分がどこの位置にいるか，どんな患者集団をみているかをちょっと考えてみよう．

疾患の頻度，重症度が現場によって異なる例—文献報告から

　従来の医学研究の多くは，高次医療機関(大学病院など)からの報告である．プライマリケアの現場での，疾患の頻度，予後などのデータは，これらの高次医療機関でのデータとは，かなり趣が異なることがわかってきた．
　例えば，高血圧患者のうち，腎血管性高血圧や原発性アルドステロン症などの二次性高血圧の割合は，三次医療機関である米国の Cleveland Clinic の報告では 6.0% であり，高血圧症のマネジメントとしては，まず二次性高血圧を除

外したあとに，本態性高血圧としての治療を行うべきであるとされてきた．

しかし，Clevelandに近いOntario(Canada)のプライマリケア医からのデータでは，高血圧患者の中で，二次性高血圧患者の割合はわずか0.6%であり，高次医療機関での頻度の1/10であった．したがって，プライマリケアの場では二次性高血圧の有無について精査が必要な患者の数はかなり少なく，まず降圧治療を行ってみて，治療に反応しがたい患者についてのみ二次性高血圧を追求するのが効率的であるといえる．同様の例として表に血尿，肥大型心筋症，腹部大動脈瘤を挙げたが，いずれも高次医療機関とプライマリケアの場では，疾患の頻度や重症度にかなりの違いがある．

文献で疾患の頻度を調べた場合，そのまま自分の患者にあてはめられるか注意してみる必要がある．

文献
1) Green L.A., Fryer G.E., et al：The ecology of medical care revisited. N Engl J Med 344(26)：2021-2024, 2001

コラム 3-3
「どうして検査やってない」症候群

　教授回診，部長回診などであなたの上級医は気楽に検査をしようと口にしていないだろうか．
　「あの検査，チェックしといた？」
　「ついでだからこの検査もやっといて」
　「念のために検査しとくか．別に大した害はないから」
　あるいは，「どうして検査やってない？」と怒られることもあるかもしれない．
　「徹底的に検査をして，できるだけ多くの情報を集めるほうが正しい診断にたどりつきやすい」．アカデミックで高級な医療ではそうあるべきだという思い込みは医学界で伝統的に根強い．あなたのまわりにもこう考えている医師はたくさんいるだろう．
　だが，本当に検査は多いほうがよいのだろうか．やたらと検査を行うことには，果たして本当に害はないのだろうか．

Case

　36歳女性が，発熱，咽頭痛，頭痛を訴えている．生来健康な女性で既往歴はない．
　38.5℃までの発熱，咽頭痛，頭痛が1週間持続して改善しないので入院となった．鼻汁，咳はない．身体所見では，咽頭に白苔様の滲出液と頸部リンパ節腫脹が認められた．その他に症状，所見は認めない．その他のシステムレビューは陰性であった．
　外来で行われた血液培養，咽頭培養は陰性，検尿は異常なし．白血球尿は認めず．EB関連抗体は既感染パターンで，CMV抗体は陰性であった．

教授回診で教授先生がいった．

「うーん，原因がわからないし熱も下がらないね．尿培，便培はやった？　やってないの？　じゃあ，やっといて．ついでに抗核抗体もやっとこうか」

その結果，便培から *Staphylococcus aureus*，尿培から *Candida albicans* が培養された．さらに抗核抗体は1：40の陽性であった．

「さあ，大変だ．熱の原因は staphylococcus 腸炎と candida 尿路感染症だったか．ひょっとすると膠原病もあるかもしれない」

シプロフロキサシンとフルコナゾールを開始して，抗DNA抗体，抗Jo-1抗体，抗RNP抗体，抗SS-A/Ro抗体，抗SS-B/La抗体，抗Sm抗体など自己抗体をかたっぱしからオーダーしようという騒ぎになった．

しかし，いざ治療を始めようと見に行くと，患者はとっくに自然に解熱して平熱になってしまっていたのである．いったいこの騒ぎは何だったのだろう．

こんな事例を経験したり，見聞きしたことがなければ幸せである(たいへん恵まれた教育レベルの高い研修環境だといえる)．だが，もし事例のような症候群が周りに蔓延しているのならば，いささか問題である．どうすれば，この「どうして検査やってない」症候群を克服できるだろうか．

1）「どうして検査やってない」症候群の原因
(1) 見逃しに対する不安の心理

ややもすると臨床医は多くの検査をオーダーしたがる傾向がある．この根底には，疾患を見逃したくないという臨床医の不安／怖れの心理がある．疾患を見逃せば，医師仲間から批判を受けるであろうし，場合によっては医療紛争の原因になるかもしれない．見逃しは臨床医にとって大きなプレッシャーである．

この心理は医学教育にも影響を及ぼしており，教師もテキストも検査の異常の重要性は強調するが，検査が正常であることの重要性はあまり強調しない傾向がある．また，疾患を見逃さずに見つけることの重大性は強調されるが，疾患がないことを確かめること(つまり除外診断)の重要性はなおざりにされることが多い．

(2)「検査をたくさん行ったほうがより確実な診断ができる」という幻想

「情報は多いほうがよい」

「検査をたくさん行ったほうがより確実な診断になる」

多くの臨床医が，情報は多ければ多いほどより確かな診断にたどりつけるという理解をしているため，臨床医は過剰に多くの検査をオーダーしがちである．

診断推論の本質的問題として，検査を多く重ねることによる偽陽性（検査による過剰診断）の増加という現象を考えなければならない．偽陽性のない（偽陽性率0％つまり特異度100％）検査というものはほとんどないので，検査を数多く施行するほど偽陽性が発生する可能性は高くなる．つまり，実際には病気がないのに陽性の検査結果を得る可能性が高くなる．

例えば，特異度90％の検査を10個施行した場合，単純に計算すると10個のうちの10％が偽陽性となる．これはたとえ疾患がなくても10個の検査結果のうち1つは自動的に陽性になるという意味である．

このように，複数の検査をすることにより陽性結果が得られるかもしれないが，そのうちのいくつかは偽陽性であるとすれば，診断の不確実な部分が小さくなるどころか，逆に新しい混乱の種が持ち込まれてしまうことになる．検査をオーダーする前には，必ずどのような疾患を確定・除外診断したいのかをはっきりさせ，その事前確率を大ざっぱでもよいから推定しなればならない．それができていなければ，検査結果に振り回されて的はずれな診断を下し，誤った治療を開始してしまう危険がある．

つまり，「検査を多く重ねるほど，より正しい診断に近づく」というのは幻想であり，「検査をたくさん行ったほうがより確実な診断ができる」とは限らない．鑑別診断のリストは頭で考えて作るものであり，検査をすることにより自動的に出てくるものではない．診断推論の思考の不備を検査の多さで補うことはできないのである．

2) 検査乱発の害

　検査を乱発すると何がいけないのだろうか．

　検査乱発の害とは，検査結果の偽陽性（検査による過剰診断 overdiagnosis）がもたらす害である．検査の偽陽性とは，実際には患者が疾患を持たないのに検査結果が陽性となることで，逆に，疾患があるのに検査結果が陰性となる場合を偽陰性（検査による見逃し）という．臨床医は偽陰性により疾患を見逃せば直接的な害を受けるので偽陰性には敏感であるが，偽陽性の害（コラム 4-2→133 頁）は間接的で無視されやすい．その結果，偽陰性は目の敵にするが，偽陽性はあまり気にしないという心理状態に陥りやすい．

　実際には疾患がないのに偽陽性の結果を得ると，

1) 確認のために追加の検査が必要になる．多くの場合，追加の検査はより侵襲的な検査となる．
2) 疾患がないのにあると誤診され，不必要な治療が開始されてしまう．

　その結果，患者に肉体的・精神的負担をかけることになる．医師は気軽に検査を口にするが，患者にとってはどんな検査でもそう簡単なことではない．検査結果が陽性に出れば，たとえそれが偽陽性であったとしても，患者は自分は深刻な病気なんだろうかという不安に苛まれる．あとから他の検査を追加して結果的に病気ではなかったとわかったとしても，不安はあとを引くだろう（ラベリングによる不安）．さらに，存在しない病気に対して始められた治療で副作用が出現すればそれこそ目も当てられない．

　また，検査の乱発は医療費の高騰を招く．昨今の情勢では，医療費の自己負担増により患者への経済的負担を無視できない状況になってきている．

第4章

カードから診断へ

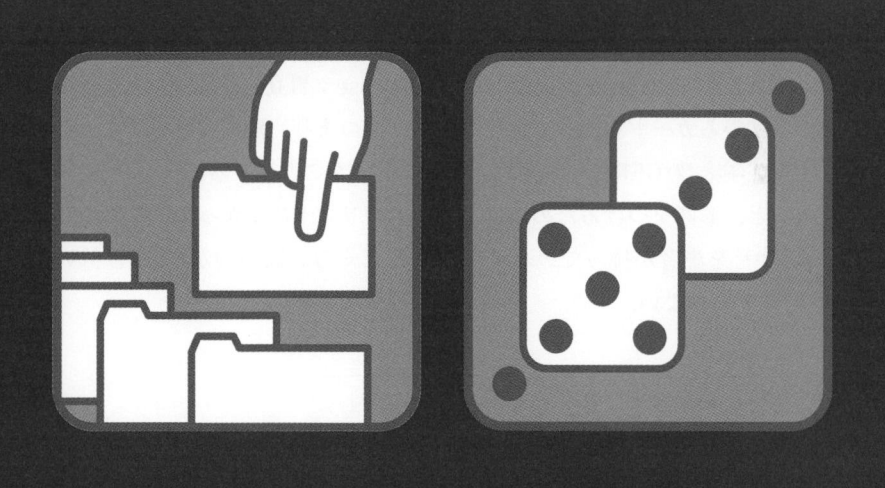

| 治療しない
検査しない | 検査する | 治療する |

カードができてから考えること—仮説演繹法

前章までは，適切なカードを引く（または自分で作る）ことについて説明してきた．Clinical problem から出発して適切なカードを引くことができれば，鑑別診断として考えるべき疾患のリストが手に入ったことになる．本章では，この鑑別診断の候補のリスト[注1] からいかに診断に結びつけていくかを考える．

1 仮説演繹法の考え方

1) 患者が疾患を持つ可能性の吟味

> **Case 4-1**
> 45歳男性，3週間前より前胸部と胸骨下の疼痛が繰り返し出現している．

この症例の clinical problem である「胸痛」に対して，① 狭心症（虚血性心疾患），② GERD（gastroesophageal reflux disease：胃食道逆流症），③ 胆石症が書かれているカードを引いてきたとしよう．つまり，鑑別診断のリストとして，① 狭心症，② GERD，③ 胆石症が手に入ったことになる．

このあと，診断をつけるためには，カードのリストに挙がっている1つひとつの疾患[注1] を患者が持っている可能性がどれくらい高いのか（または低いのか）を吟味すればよい．

> ①「この患者は，狭心症を持っているか」
> ②「この患者は，GERD を持っているか」
> ③「この患者は，胆石症を持っているか」
> ⋮

注1）鑑別診断の仮説と呼ぶ．

yes, no で割り切れない臨床の曖昧さ

2章では，前頁の質問に yes, no で答えていけばよいと述べたが，狭心症である証拠がいくつ以上集まれば①の質問に対する答えは yes，というほど臨床は単純明快ではない．

本来は，患者が狭心症を持つか，持たないかの2通りの現象しか存在しないはずである．しかし，実際には，

「この患者は，狭心症を確実に持っている（100％存在する）」
「この患者は，狭心症を絶対に持っていない（100％存在しない，つまり存在する可能性は0％）」

とはなかなか言い切れず，yes, no の二者択一では答えられないことが多いだろう．

どうしても「可能性」「確からしさ」などの煮え切らない表現を使って，
「この患者は，狭心症を持っている可能性が高い」
「この患者は，狭心症を持っている可能性が低い」

と言わざるを得ない場合のほうが多いのではないだろうか．

2) 患者が疾患を持つ可能性を確率で表す

Case 4-1 の患者が，狭心症を持つ可能性を吟味することについて考えてみよう．可能性とは確からしさ（確率）であり，自分が主観的にどれくらいの可能性があると考えているかを数字で表現することができる[注2]．

患者が，狭心症を確実に持っていると断言できれば確率は100％，絶対になければ0％となる．しかし，臨床では確実に診断できることは例外的で，多くの場合，疾患を持つ可能性が高いか低いかというレベルでしかわからない．

患者が疾患を持つ可能性を確率で表す場合，患者が狭心症を持つ確からしさについて全然見当がつかなければ，患者が狭心症を持つ確率は50％であるとする（まったく予想のつかないことを表す表現は，日本語では五分五分，英語でもフィフティ・フィフティと同じである）．患者が狭心症を持つ可能性が，

注2) 可能性を主観的に確率として表す方法を Bayes 確率という．

第4章　カードから診断へ

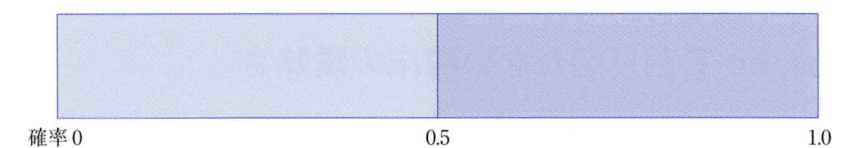

図4-1　患者が狭心症を持っている確率
この患者が，狭心症を持っている確率はこのバーグラフ上のどこかに存在する．

五分五分よりも高ければ，この患者が狭心症を持つ確率は，0.5から1.0のどこかに存在し，五分五分よりも低ければ0から0.5の間に存在する．患者が狭心症を持つ確率を図で表現すれば，図4-1のバーグラフ上のどこかにあると表すことができる．

3) 情報を得ることによって，患者が疾患を持つ可能性は変化していく

患者から病歴を聴取することにより次のような情報が得られた．

Case 4-1 ▶ つづき①

45歳男性．3週間前より前胸部と胸骨下の疼痛が繰り返し出現している．痛みは刺すような感じだが，時には絞扼感を生じる．痛みは，労作時にも安静時にも生じる．特に既往歴と冠動脈のリスクファクターはない．身体所見では，胸部肋軟骨部に圧痛があるが再現性に乏しい．

病歴と身体所見の検討はあと回しにして，この患者にトレッドミル運動負荷心電図を施行して，STが1mm低下した所見が得られたとする．この結果を見て狭心症の可能性が低くなったと考える医師はいないだろう．ST低下があれば狭心症の可能性は高くなったと考え，ST低下が出現しなければ狭心症の可能性は低くなったと考えるはずである（図4-2）．あるいは微妙にSTに変化があるように見えるが明らかに陽性ともいえず，狭心症の可能性が高いのか低いのか判断がつきかねることもあるかもしれない．

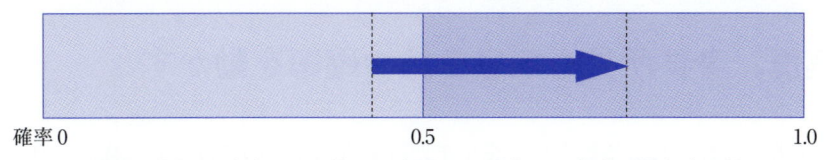

図4-2　胸痛を訴える患者にST低下が出現した場合に，患者が狭心症を持っている確率

トレッドミル運動負荷心電図の結果，ST低下があれば狭心症の可能性は高くなったと考える．

検査をする前の狭心症の可能性（検査前確率）
⬇ 運動負荷心電図の結果
検査をしたあとの狭心症の可能性（検査後確率）

図4-3　検査前確率と検査後確率

事前確率（検査前確率）と事後確率（検査後確率）

　つまり，患者から1つ情報を仕入れると，その結果として患者がある疾患を持つ可能性は，図4-1のバーグラフの上を ① 高いほうへ動く，② 低いほうに動く，③ どちらへも動かない，のいずれかとなる．情報を仕入れたことにより，患者が疾患を持つ確率が高いほうか低いほうへ動けば，その情報は臨床的に価値のある情報である．患者が疾患を持つ確率が高いほうへ動けば確定診断につながり，低いほうに動けば除外診断につながるからである．どちらへも動かなければ，その情報は診断のためには役立たないクズ（ノイズ）情報である．

　このように，患者がある疾患を持つ可能性を吟味するには，常に患者がある疾患を持つ確率を考えながら患者から情報を仕入れて，患者が疾患を持つ確率（可能性）をバーグラフ上の0から1.0の間で動かしていく．情報を仕入れる前に見積もった疾患を持つ確率を事前確率（検査前確率）という．情報を仕入れることによって患者が疾患を持つ確率は変化するが，これを事後確率（検査後確率）と呼ぶ（図4-3）．一般的には，事前確率，事後確率と呼ぶが，検査の場合は特別に検査前確率，検査後確率と呼ぶ．

病歴，身体所見も疾患を持つ確率を動かす

患者から仕入れる情報とは検査結果だけを意味するのではなく，病歴，身体所見も同じように患者が疾患を持つ確率を動かす臨床情報ととらえることができる．例えば，年齢をとってみても患者が疾患を持つ確率を変化させる．Case 4-1 の患者が 45 歳ではなく 18 歳の男性であれば，これだけで患者が狭心症を持つ可能性はずいぶん低くなるだろう．

労作性狭心症の診断においては，病歴，身体所見，非侵襲的検査から得られる情報の中で狭心症の可能性を動かす力が最も強い情報は，胸痛の性状であることがわかっている．Diamond らは，胸痛を ① 典型的狭心痛，② 非典型的狭心痛，③ 非狭心痛の 3 つに分類し，年齢，性別，胸痛の性状ごとに，事後確率を算出した[1]．

● Diamond らによる胸痛の clinical prediction rule[1]

性状から，胸痛を ① 典型的狭心痛 typical angina，② 非典型的狭心痛 atypical angina，③ 非狭心痛 non-anginal chest pain の 3 つに分類する．

胸痛の性状は，以下の 3 つの質問に対する答えによって判定する．

1. 胸痛または胸部不快感は，胸骨裏部に存在するか？
 胸骨裏部の要素のない心窩部，傍胸骨部のみの胸痛または胸部不快感は除外される．
2. 胸痛または胸部不快感は，運動によって誘発・増悪する（労作性）か？
 運動と症状の間に厳密な再現性は必ずしもなくてもよい．運動によりときどき胸痛または胸部不快感が出現する場合は労作性と判定する．
3. 胸痛または胸部不快感は，休憩またはニトログリセリン使用によって速やかに軽快するか？
 「速やか」の定義は，30 秒から 10 分以内である．ニトログリセリン使用 40 分後に胸痛が消失した場合は，「速やか」に該当しない．

以上の3つの質問に対する答えが，すべてyesであると医師が判定した場合は①典型的狭心痛，yesが2個の場合は②非典型的狭心痛，yesが1〜0個の場合は③非狭心痛と判定する．

Case 4-1の病歴，身体所見を振り返ると，前胸部と胸骨下に疼痛がある．労作性の要素があるが，安静時にも胸痛は出現しており，確実に労作性ともいえない．身体所見の圧痛も胸壁由来の胸痛を示唆するが，再現性がなくはっきりしない．Diamondら[1]のclinical prediction ruleにあてはめた場合，「労作性」であるとすればyesは最大2個となり，非典型的狭心痛と判定される．病歴と身体所見から推定される労作性狭心症の可能性は，中等度(バーグラフの中央，0.5の付近)と判断される．

例題) 次の情報を得ることにより，患者が狭心症を持つ可能性は，①高くなる，②低くなる，③どちらにも動かない，のいずれになるだろうか．練習してみよう．
1) 20歳．
2) 単身で下宿暮らしをしている．
3) 階段を上るときに胸痛が出現する．
4) 深吸気で胸痛が出現する．
5) 痛みの性状は鋭く刺すようである．
6) 胸骨の裏あたりが重苦しい．
7) 肋骨を押さえると痛い．
8) 父親が49歳のときに心筋梗塞で亡くなった．
9) 胸痛出現時に聴診したらS3が聴取された．
10) ニトログリセリンを舌下すると，速やかに胸痛が軽快する．

解答：1) ②, 2) ③, 3) ①, 4) ②, 5) ②, 6) ①, 7) ②, 8) ①, 9) ①, 10) ①

第4章　カードから診断へ

　患者から病歴聴取をする場合には，カードのリストに挙がっている疾患を持つ可能性が高くなるか低くなる情報を引き出すことに努力し，クズ情報に惑わされないことが大切である．

4) 疾患の可能性（確率）がどのくらい高くなったら治療を始めるか

　ここまでの説明で，患者から臨床情報を仕入れることによって患者がある疾患を持つ可能性（確率）が変化していくイメージがつかめたと思う．

　ここでもう一度カードとそのリストについてイメージしてほしい．

> カードにある疾患のリスト
> ① 疾患 A
> ② 疾患 B
> ③ 疾患 C
> 　　︙

　患者の疾患 A を持つ可能性がどのくらい高くなれば，患者は疾患 A を持っていると判断して治療を始めたらよいだろうか．

　これは，言い換えれば「患者が疾患 A を持つ可能性が高いほうへ動く臨床情報をどのくらいたくさん集めたらよいか」という疑問でもある．

　延々と陽性所見の証拠を集めていけば，患者が疾患 A を持つ可能性は 100％ になるだろうか．実は，臨床の現場ではほとんどの場合 100％ にはならないし，また，なる必要もない[注3]．それではどのへんで自信を持って治療を開始すればよいだろうか．

注3) 理論的には，独立な陽性情報を無限に収集できれば，患者が疾患 A を持つ可能性は 100％ になるが，現実にはほとんどの臨床情報は独立ではなく，また情報は無限に存在しないので 100％ になることはない．

コラム 4−1

[診断推論の訓練法・1]
診断のできる医者になるために

　どうすれば，「できる医者」になれるだろうか．ここでいう"できる"とは，診断推論の能力が高いという意味である．

　北米は臨床医学教育の先進地域とされている．北米の教育システムのもとでトレーニングを受けた研修医は，同年代のわが国の研修医よりも診断推論の能力に長けているといわれる．北米でレジデント教育を経験した筆者も，北米の教育方法は個人の資質にかかわらず，そこそこ「できる医者」を育てることに成功しているように感じる．少なくとも，わが国でときどき見かけるような底の抜けた「藪医者」に育ってしまうことは珍しいのではないかと思われる．

　ここでの「藪医者」は，① 放っておくと致命的なアウトカムになる疾患を患者が持っているかどうかを評価できない，② 緊急に処置しないといけない疾患を見落とす，③ 患者の clinical problem の訴えに応じたアプローチができず画一的に的外れな検査を行う，④ 鑑別診断に際して可能性の高い疾患と可能性の低い疾患を同じウエイトで検査してしまう，⑤ 疾患を確定，除外するのに不適切な検査を施行する，などの診療行為を常習的に行う医師と定義する．

　筆者は，わが国の大学・市中病院での研修と北米の教育病院での研修を経験し，大学・市中病院での卒後教育に携わりながら，何が診断能力の高い「できる医者」とまともな診断推論のできない「藪医者」を生み出す違いなのだろうかと，ずっと考え続けてきた．

　実際に，最初は「藪な」レジデントでも教育方法とトレーニング次第で「できる医者」に育っていく実例を多数見るうちに，診断推論の能力はトレーニングにより向上できること，北米とわが国との差を生み出しているものは教育方法の違いであることを痛感するようになった．

　本書で述べる考え方は，筆者らが「藪医者」や仲間うちから「できる医者」と呼

ばれる医師の診断推論の思考プロセスを観察し，自分の診断推論の思考プロセスを内省する中で気づいたことを，ディスカッションしながらまとめたものである．広く一般に認められた考えでも効果を実証された教育方法でもないが，今のところわれわれがベストだと考えている診断推論のトレーニング法であり，以下の3段階からなっている．

1) 手持ちの「生きカード」を増やす．
2) 適切なカードにたどりつく訓練を繰り返し行う．
3) 診断を確率的に考える訓練を行う．

(1) 治療閾値

Case 4-2

40歳男性．
約1カ月前から，食後の胸やけ，物を飲み込むときのしみる感じ，時に心窩部痛や胸痛が出現するようになった．痛みは食後仰臥位で安静時に起こることが多い．
すっぱい胃液が喉元まで逆流してくるのをときどき感じることがある．

GERDを疑わせる病歴の患者である．GERDの可能性はかなり高い．
この患者に対する治療のオプションとして次の2つを考えたとする．
1) PPI(プロトンポンプ阻害薬)を投与する．
2) 噴門形成術を行う．

選択肢1)は治療のオプションとして抵抗はないだろう．GERDの症状のコントロールにPPIが有効であることは証明されているし，PPIの副作用も重篤なものは少ない．GERDの診断が確実でなくても試してみて効果がなかったら，その時点で検査してGERDかどうか再検討してもよい．実際にこのような治療戦略は臨床の現場でよく行われている．

選択肢2)はどうだろうか．検査もせずにいきなり外科的治療を行うのにはかなり抵抗を感じるのが普通ではないだろうか．何より，もしGERDでなかったら噴門形成術をしても症状は改善せず，患者は不要な手術の合併症のリスクにさらされる．また，GERDは良性疾患で，手術しなければ致死的になるわけでもない．さらに，術後のQOLの低下などさまざまな不利益も想定される．

これらのことを考えると選択肢2)では，内視鏡などの検査をして症状がGERDによるものであることをはっきりさせてから手術に踏み切りたい，と考えるのが普通ではないだろうか．選択肢2)は1)に比べて治療の不利益が大きいので，症状が本当にGERDによるものであることが確実でない(つまりGERDによる症状である確率が高い)と治療に踏み切れないからである．

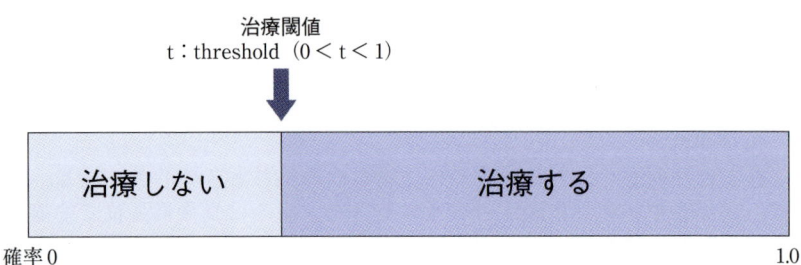

治療閾値
t：threshold（0＜t＜1）

| 治療しない | 治療する |

確率0　　　　　　　　　　　　　　　　　　　　　　　　　　1.0

図4-4　治療閾値
治療の閾値は，治療の利益と不利益の兼ね合いで決まる．
利益＞＞不利益→治療の閾値は低い→閾値tは左寄りにある
利益＜＜不利益→治療の閾値は高い→閾値tは右寄りにある

治療を開始すべきと判断できる確率の値

　患者がある疾患を持つ確率が，このレベルを超えたら自信を持って治療を開始すべきと判断できる確率の値を治療閾値（threshold）と呼ぶ（図4-4）．もし，ある疾患に対する治療閾値が0.8（80％）であれば，患者が疾患を持つ確率が80％を超えたら自信を持って治療を始めてよいことを意味する．

　治療閾値は，治療によって得られる利益と不利益（治療による副作用，合併症，コスト）の兼ね合いによって決まる．治療の不利益が小さく利益が大きい場合は，治療閾値が低い．すなわち，患者が疾患を持つ確率が低くても治療を開始してよい．逆に，治療の不利益が大きく利益が小さい場合は，治療閾値が高い．つまり，患者が疾患を持つ確率が100％近くなければ治療を開始してはいけない．

① 治療閾値が低い例

Case 4-3

72歳女性．前日からの発熱があり来院した．
BP 80/40 mmHg，HR 118回/分，RR 32回/分，BT 39.3℃．
その他の身体所見では明らかな異常はない．CVA tenderness（－）．
検尿では，軽度の膿尿がみられた．尿中白血球30～40/HPF．

高熱，血圧低下，頻尿，呼吸促迫があり，敗血症性ショックが疑われる．直ちに，尿培養，血液培養を行い，広域スペクトラム抗菌薬を開始すべきである．

感染源は尿路かもしれないが，今の時点でははっきりしない．また，血液培養の結果が返ってくるまでは敗血症かどうかも確実ではない．しかし，仮に敗血症であった場合，抗菌薬を使用しなければ患者はほぼ確実に死亡する．すなわち，治療が成功した場合の利益は非常に大きい．この場合，考え得る最大の不利益は抗菌薬によるアナフィラキシーショックであるが，既往歴がない限り可能性はかなり低いと考えることができる．以上より，利益が大きく不利益が小さいので治療の閾値は低いと見積もることができる．

敗血症性ショックの疑いが少しでもあれば，可能性のある原因菌をすべてカバーできるスペクトラムの抗菌薬を十分量使用すべきである．この例では，抗菌薬開始の閾値は低い．

② 治療閾値が高い例

Case 4-4

68歳男性．1カ月前からの心窩部痛を主訴に来院した．
身体所見では異常を認めず．表在リンパ節も触知しなかった．
上部消化管内視鏡，下部消化管内視鏡では異常を認めず．腹部エコーと腹部CTで大動脈周囲の著明なリンパ節腫脹が認められた．

この症例では，悪性リンパ腫，がんのリンパ節転移，感染症（腹腔内結核）などが鑑別診断として考えられる．インターロイキン-2レセプター（IL-2R）が非常に高値であるため，ヤブ君は悪性リンパ腫の可能性が高いと考えて，CHOPによる化学療法をしようと考えている．この判断は妥当だろうか．

患者の被る不利益を考える

悪性腫瘍でない患者に化学療法を行った場合に，患者の被る不利益は非常に大きい．化学療法には副作用の強いものが多く，場合によっては副作用のために命を落とすこともあり得る．さらに，悪性リンパ腫であっても，組織型によ

り有効な化学療法のレジュメンは大きく異なる．このため，化学療法を開始する閾値は100%に近いレベルの確実性が求められる．つまり，試験開腹，または腹腔鏡によってリンパ節を採取し，病理組織学的診断がついてから初めて化学療法が正当化される．この症例では，化学療法開始の閾値は高い．

例題）次の治療の閾値は高いだろうか，低いだろうか．
　　　1) 狭心症に対する内科的治療（亜硝酸薬，β遮断薬など）．
　　　2) 慢性C型肝炎に対するインターフェロン療法．

解答：1) 低い．たとえ狭心症でなかったとしても治療にそれほど重篤な副作用がなく，狭心症であれば症状改善という利益が見込める．症状から狭心症を疑ったらとりあえず始めてみてよい程度の閾値である．
　　　2) 高い．インターフェロンはインフルエンザ様症状，脱毛，うつ病などQOLを低下させる副作用が多い．さらに治療の有効率は100%ではなく，治療のコストも高い．したがって，適応の決定には肝炎の活動性について厳密な評価が必要である．肝生検による病理組織的診断が推奨されている．

---

5) 疾患の可能性（確率）がどのくらい低くなったら，それ以上その疾患について考えなくてよいか

(1) 検査閾値

Case 4-5

　36歳女性．最近夫が慢性C型肝炎と診断された．自分も感染しているのではないかと心配になり来院した．黄疸を含め自他覚症状はない．
　検査結果は，AST/ALTをはじめ肝酵素に異常なし．ELISA法による抗HCV抗体は陰性であった．

　厳密にいえば，ELISA法による抗HCV抗体ではC型肝炎の可能性（確率）

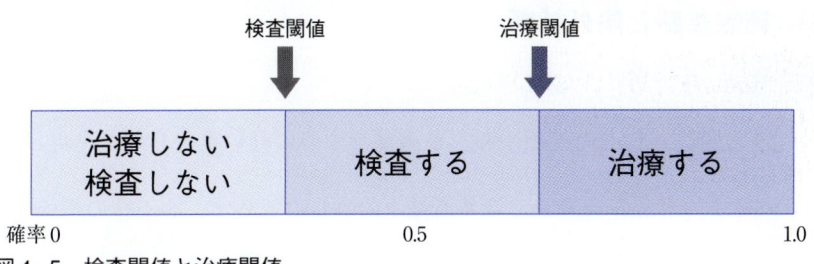

図4-5 検査閾値と治療閾値

を100%除外はできない．C型肝炎ウイルスに感染していても，抗HCV抗体が陰性になる偽陰性がわずかながらあるからである．

　C型肝炎は，性交渉により感染することがあるが，感染率はかなり低い．また，AST/ALTに異常がないので，この患者がC型肝炎に感染している可能性はかなり低いと推定される．加えてHCV抗体が陰性であるので，C型肝炎は実質的に否定していいだろう．したがって，この患者には，「C型肝炎には感染していないので，それ以上の検査も治療の必要もない」と説明してよい．

検査をするか，しないかの分かれ目

　患者が疾患Aを持つ確率がどれくらい低くなったら，それ以上の検査を行わずに患者が疾患Aを持たないとしてよいだろうか．
　この検査をするか，しないかの分かれ目になる確率の値は「検査閾値」と呼ばれ，治療の場合と同じように，検査を行うことによる利益と不利益の兼ね合いによって決まる（図4-5）．
　実際には，検査閾値には，疾患を診断できた場合の特異的な治療法の有無や疾患の自然経過などが絡み，治療閾値よりも複雑な概念となる．ここでは，簡便に患者が疾患Aを持つ確率が検査閾値を下回れば，それ以上疾患Aの診断を追求せずに「疾患Aを持たない」と判断してよいラインとして理解しよう．

6) 確定診断と除外診断

Case 4-6

55歳男性．約6時間前から，前胸部を中心に軽い重苦しさが出現し，来院した．
バイタルサインを含め，身体所見上の異常は認めず．心不全の徴候もない．

この患者に検査をしたところ，次のような結果が得られた．

Case 4-6 ▶つづき①

ECGでは，V_1〜V_4のST上昇とR波の減高がみられた．CPK，CK-MB，トロポニンTはいずれも上昇していた．

これだけの検査結果がそろえば，急性心筋梗塞と診断して，インターベンションを開始するのにもためらいはないだろう．急性心筋梗塞の可能性はほぼ確実なので（確率でいえばほぼ100％に近い），治療の副作用の懸念よりも治療の利益のほうがはるかに大きいと考えられる．
この場合，急性心筋梗塞である確率がインターベンションを開始する閾値よりも高いため，迷いなく治療を開始できる．
一方で，もし次のような結果が返ってきたらどうであろうか．

Case 4-6 ▶つづき①'

ECGには異常はなく，CPK，CK-MB，トロポニンTの上昇も認めなかった．

急性冠症候群は疑われるがインターベンションを開始するほど可能性が高いとも考えられず，この時点でいきなりインターベンションに踏み切るのはためらわれる．そうかといって，この時点で急性心筋梗塞を否定して帰宅させるの

図4-6 除外診断と確定診断

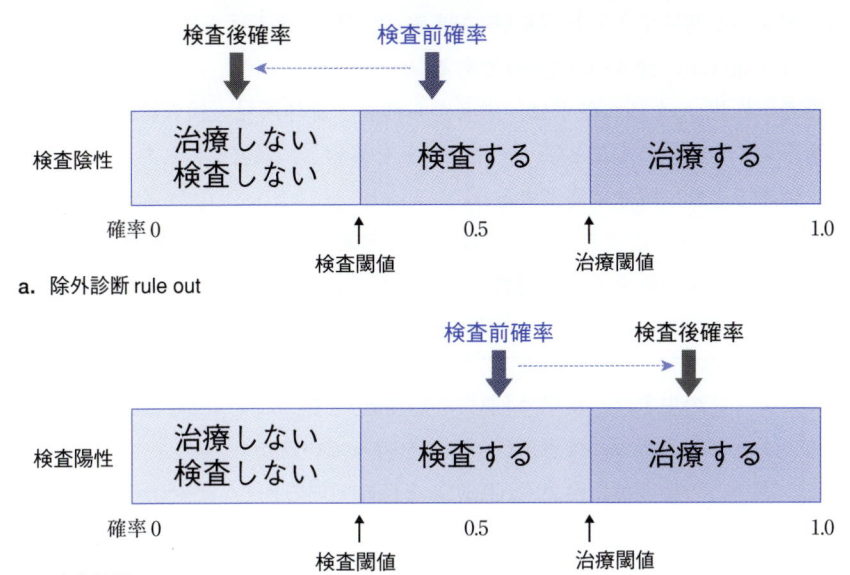

a. 除外診断 rule out
- 検査陰性
- 確率0 — 治療しない／検査しない — 検査閾値 — 検査する — 治療閾値 — 治療する — 1.0
- 検査前確率 → 検査後確率

b. 確定診断 rule in
- 検査陽性
- 確率0 — 治療しない／検査しない — 検査閾値 — 検査する — 治療閾値 — 治療する — 1.0
- 検査前確率 → 検査後確率

も心配である．この場合，入院させて ECG と心筋酵素の動きを経時的に観察する必要がある．もし時間の経過とともに所見が陽性化すれば，急性心筋梗塞の診断が確定できる．24 時間観察しても ECG や CPK，CK-MB に変化がみられなければ，急性心筋梗塞についてはほぼ否定できるため，これ以上追求しなくてよいであろう．

急性心筋梗塞の可能性は，図 4-6a の中央のブロックから一番左のブロックに移ったことになり，除外診断されたといえる（ただし，心筋壊死を伴わない心筋虚血・急性冠症候群であった可能性は否定できないので，後日その評価は必要である）．

疾患が存在する可能性の吟味のゴールはどこか

患者が疾患 A を持つ可能性の吟味のゴールは，患者が疾患 A を持つ確率を，治療が開始できると判断できるレベル（治療閾値）以上にまで引き上げる（疾患 A の確定診断 rule in，図 4-6b）か，もはやこれ以上疾患 A について考える

必要がないと判断できるレベル(検査閾値)以下に引き下げること(疾患 A の除外診断 rule out,図 4-6a 参照)である．

患者が疾患 A を持つ確率は，患者から病歴・身体所見・検査結果などの臨床情報を 1 つ仕入れるごとにバーグラフ上を移動し，最終的にどちらかのゴールに到達できれば吟味は完了する．

疾患 A が確定診断できた場合には治療を開始すればよいし，疾患 A が除外診断できれば次の疾患 B の可能性の検証に移る．

> ①「この患者は，疾患 A(急性心筋梗塞)を持っているか」…×
> ②「この患者は，疾患 B(狭心症)を持っているか」
> ③「この患者は，疾患 C(GERD)を持っているか」
>   ⋮

疾患 A は除外診断されたので，これ以上考えなくてよい．質問①の答えは no と判定される．次の段階では，疾患 B の可能性を吟味する．

ここまで説明してきた考え方を「仮説演繹法による診断仮説の検証」と呼ぶ．この考え方においては，細かい数字にこだわることに本質があるわけではない．数値は一応の目安と考え，細かい確率の数値や数式にこだわるよりも，むしろ確率を低・中・高の 3 段階程度に分類して半定量的に把握したほうが臨床への応用には重要である．

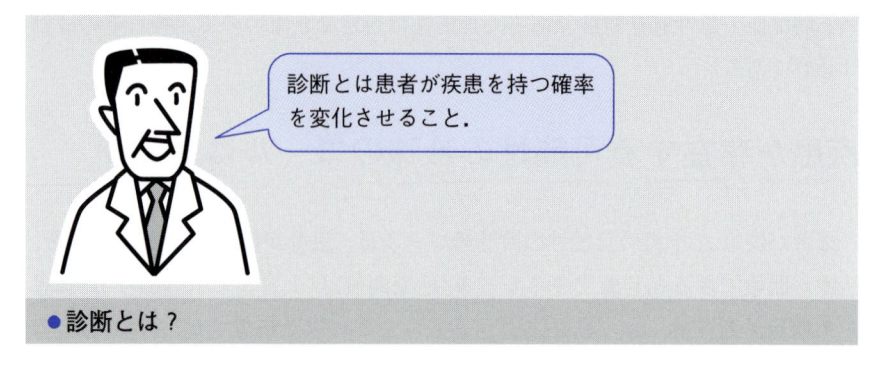

> 診断とは患者が疾患を持つ確率を変化させること．

● 診断とは？

よくある誤解

初心者は，検査結果が陽性であれば疾患Aがあり，陰性であれば疾患Aはないという all or nothing の二者択一による診断思考をしていることが多い．このようなとらえ方をすると，疾患のない患者に不要な治療を行ったり，逆に重大な疾患を見逃したりするなど大きな間違いの原因となる．

診断とは，「患者が疾患を持つ確率(可能性)が変化していくのをとらえること」であることを体感的に理解できて，初めて有効な診断推論を身につけたといえる．考え方を変えるということはパラダイムシフトであるため，理屈を聞いただけで変えるのは難しい．実際の症例にあてはめながら何度も考え方を練習することが大事である．

7) 検査の性能

ここまで患者が疾患を持つ可能性の吟味について考えてきた．次は，患者が疾患を持つ確率(可能性)を変化させる力について考えてみよう．

Case 4-7

> 52歳男性の肝硬変患者．ヤブ君が腹部診察を行って，濁音界の移動（shifting dullness）を認めなかったので，腹水はないと判断した．のちほど，腹部超音波検査を行ったところ少量の腹水が認められた．

腹部の身体診察を腹水検出のための検査と考えた場合，どう見ても身体所見の検査としての性能は腹部エコーに及ばないことには異論はないだろう．

検査の性能のよしあし

検査には性能のよしあしがある．性能のよい検査とは，結果を得たときに患者が疾患を持つ確率が大きく動く検査のことである．性能には確定診断のための性能と除外診断のための性能との2種類がある．検査結果が陽性のとき，図4-7aのように患者が疾患を持つ確率が大きく動いて1.0に近づく検査が確定

診断のための性能のよい検査である．

　逆に，検査結果が陰性の場合に，患者が疾患を持つ確率が0の方向に大きく動くのが除外診断のための性能に優れた検査である（図4-8a）．

　つまり，検査の性能とは，患者が疾患を持つ確率をどれくらい大きく動かせるかの力のようなものだと理解してよい．この力の大きさは，感度／特異度の組み合わせ，または，尤度比（likelihood ratio: LR → 215頁）で表される．ここではまず計算や数字にこだわらないで，考え方の仕組みを理解することに努めよう．EBMや臨床疫学というと細かい計算が出てくることが多いが，計算よりもまず次の原則を理解することが臨床の現場で役に立つ．

(1) **感度が高い検査をして陰性の結果であったときには，除外診断の性能に優れている．**

　検査後確率が低いほうへ大きく動く．Sensitivity negative rule outの頭文字をとってSnNoutと覚える．

　陰性尤度比LR－の値（0から1.0の間）は，事後確率を低いほうへ動かす力，つまり図4-8の左向きの矢印の大きさを意味する．値が0に近いほど動かす力が大きい．

(2) **特異度が高い検査をして陽性の結果であったときには，確定診断の性能に優れている．**

　検査後確率が高いほうへ大きく動く．Specificity positive rule inの頭文字をとってSpPinと覚える．

　陽性尤度比LR＋の値（1.0以上）は，事後確率を高いほうへ動かす力，つまり図4-7の右向きの矢印の大きさを意味する．値が大きいほど動かす力が大きい．

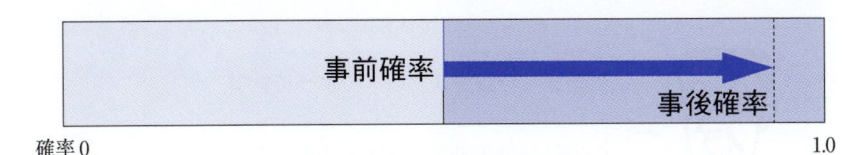

カードができてから考えること—仮説演繹法

a. 確定診断の性能に優れた臨床情報，検査（特異度が高い，LR＋が大きい）

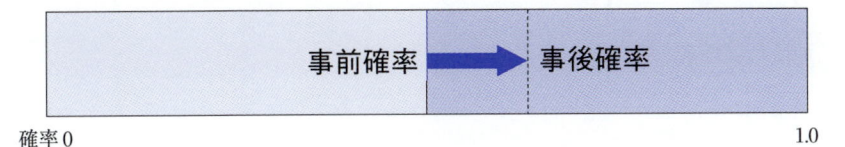

b. 確定診断のための性能がよくない臨床情報，検査（特異度が低い，LR＋が1.0に近い）

図 4-7　確定診断のための性能
LR＋の値が1.0に近いほど診断の性能は悪い．

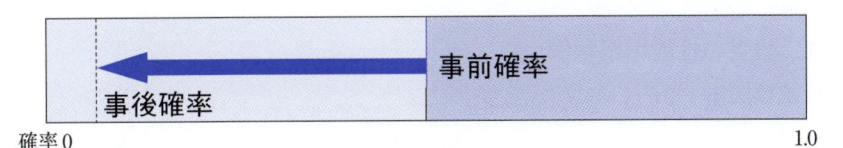

a. 除外診断のための性能に優れた臨床情報，検査
〔感度が高い，LR－が小さい（0に近い）〕

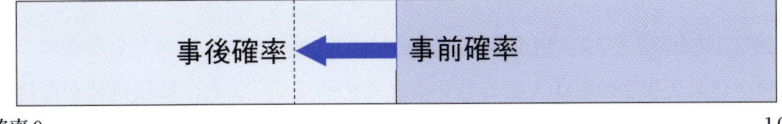

b. 除外診断のための性能がよくない臨床情報，検査
〔感度が低い，LR－が大きい（1.0に近い）〕

図 4-8　除外診断のための性能
LR－の値が1.0に近いほど診断の性能は悪い．

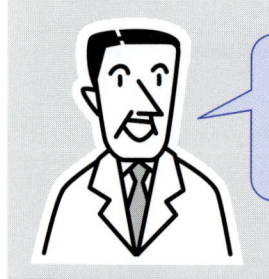

> 感度と特異度は，以下のように覚えよう．
> SnNout(sensitivity negative rule out)とSpPin(specificity positive rule in)．

● これは便利

目的に応じて検査を使い分ける

　確定診断，除外診断ともに優れた検査もあるが，多くの検査には得手不得手があり，確定診断には有用だが除外診断には役立たない検査，逆に除外診断には有用だが確定診断には役立たない検査がある．目的に応じて検査を使い分けなければならない．

(1) 検査の性能の解釈例
① 抗核抗体

> SLEに対する感度99％，特異度80％
> 陽性尤度比 LR＋4.95，陰性尤度比 LR－0.01

　感度99％の意味は，SLE(systemic lupus erythematosus；全身性エリテマトーデス)の患者を100人集めてくるとそのうちの99人は抗核抗体が陽性であるということである．もし，抗核抗体が陰性であった場合，SLEであるのは100人のうち1人である．抗核抗体が陰性であれば，SLEの可能性は非常に低いといえる．抗核抗体はSLEに対する感度が99％で高いということは，抗核抗体が陰性であった場合，SLEを除外するのに有用な検査であることを意味する．

尤度比をみると LR＋が 4.95 と陽性のときに SLE の確率を高いほうに動かす力はあまりないが，LR－は 0.01 で陰性のときに確率を低いほうに動かす力は大きい．つまり，抗核抗体が陰性であれば患者が SLE である可能性は 0 の方向に大きく動く．

	SLE（＋）	SLE（－）
抗核抗体（＋）	99	20
抗核抗体（－）	1	80
計	100	100

感度 → SLE（＋）列
特異度 → SLE（－）列

② Western blot 法 HIV 抗体検査

> HIV 感染に対する感度 96％，特異度 99.9％
> 陽性尤度比 LR＋ 960，陰性尤度比 LR－ 0.04

特異度 99.9％とは，HIV 感染のない人を 1,000 人集めて検査をした場合，999 人は陰性になるということである．HIV 感染がないのに陽性になるのは 1,000 人のうちの 1 人だけである．Western blot 法による HIV 抗体は特異度が高いので，陽性であれば HIV 感染の可能性が高くなる．

尤度比 LR を見ても LR＋は 960 であり，陽性のときに，HIV の確率を高いほうに動かす力は非常に大きい．実は，LR－も 0.04 で，陰性のときに確率を低いほうに動かす性能もかなりよい．

Western blot 法による HIV 抗体が陽性であれば，患者が HIV である可能性は 100％の方向へ大きく動く．

第4章　カードから診断へ

	感度 ↓ HIV（+）	特異度 ↓ HIV（−）
Western blot法（+）	960	1
Western blot法（−）	40	999
計	1,000	1,000

③ 2質問法によるうつ病スクリーニング

Whooleyら[2]の開発した「プライマリケアにおけるうつ病スクリーニング質問法（Case-finding instruments for depression）」は，抑うつ気分と快感消失症（anhedonia）についての2つの質問から構成される．

> ① この1カ月間，気分が沈んだり，憂うつ，希望がないという気持ちになったりすることがありましたか？
> ② この1カ月間，どうしても物事に対して興味がわかない，あるいはこころから楽しめない感じがありましたか？

これら2つの質問に対する答えがひとつ以上yesであれば陽性，ふたつともnoであれば陰性とする．この質問法のうつ病に対する感度は96％，特異度は57％であるとされる（陽性尤度比LR+ 2.23，陰性尤度比LR− 0.07）．

うつ病の患者が100人いるとそのうちの96人はこれらの質問の少なくともひとつにyesと答え，4人のみが両方の質問にnoと答えることになる．もし，両方の質問にnoと答えた場合，うつ病である可能性は，4/100とかなり低くなる．この2質問法はうつ病に対する感度が高く，両方ともnoの答えが得られた場合にうつ病を除外するのに有用である．

逆に，特異度が57％ということは，100人のうつ病ではない人にこれらの質問をすると43人が少なくともひとつにyesと答えるということである．少な

くともひとつに yes と答えるからといってうつ病である可能性がそれほど高くなるわけではない．つまり，2 質問法は特異度が低いため，うつ病の確定診断にはあまり有用ではない．

尤度比をみると LR＋が 2.23 であり，陽性のときにうつ病の確率を高いほうに動かす性能はよくないが，LR－は 0.07 で陰性のときに確率を低いほうに動かす力は大きい．

	感度 うつ病（＋）	特異度 うつ病（－）
2 質問法（＋）	96	43
2 質問法（－）	4	57
計	100	100

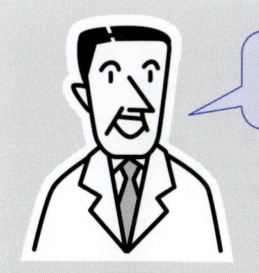

> LR＋/LR－の数字は疾患の確率を変化させる力を表す．

● 疾患の確率を変化させる力

（2）検査により疾患の可能性はどう変化するか（事後確率の推定）

臨床医が本当に知りたいことは，検査が陽性（陰性）のときにその患者がどのくらいの確率で疾患を持つ（持たない）のかということである．検査の情報を得たことにより患者が疾患を有する事前（検査前）確率が修正されて，事後（検査後）確率となると考えればよい．

ここからは計算をしながら検査の性能と事後確率の推定について考えてみよう．いささか古い例であるが，CPK が測定できるようになったころに，Smith

が急性心筋梗塞の診断における CPK の性能を研究した[3].

この研究では,急性心筋梗塞を疑われて CCU に入室した患者 360 人を対象に CPK を測定した.

① 心筋梗塞の定義:

典型的心電図変化(ST 上昇,異常 Q 波,冠性 T 波)が出現した患者を「梗塞あり」,出現しなかった患者を「梗塞なし」と定義した.この定義によれば,CCU 入室者 360 人のうち,「梗塞あり」が 230 人,「梗塞なし」が 130 人であった.

② CPK 異常の定義:

CPK 80 IU 以上の患者を「CPK 異常」,80 IU 未満を「CPK 正常」と定義した.

検査の性能と事後確率の関係を見るためには 2 × 2 表を作るのが一番わかりやすい.

	梗塞あり ❶	梗塞なし ❷	計
CPK 異常	215	16	231 ← ❸
CPK 正常	15	114	129 ← ❹
計	230	130	360

検査の性能を見るためには,2 × 2 表を縦に読む.

「梗塞あり」の人たちの中で,CPK 異常者の割合が感度である.

　感度 = 215/230 = 0.93(93%)…❶

「梗塞なし」の人たちの中で CPK 正常者の割合が特異度である.

　特異度 = 114/130 = 0.88(88%)…❷

感度と特異度の両方とも 90% 程度以上であれば,まあまあ性能のよい検査といえる.この場合,CPK の感度・特異度は約 90% 以上あるので,急性心筋梗塞を診断する性能はまあまあである.

本当に心筋梗塞である可能性

臨床医が知りたいのは，患者が急性心筋梗塞を疑われて CCU に入室して CPK が異常であった場合に，本当に心筋梗塞である可能性である．この目的のためには 2 × 2 表を横に読む．

もし CCU 患者の CPK が異常であれば，

「CPK 異常」の人たちの中での「梗塞あり」の割合を見れば，患者が急性心筋梗塞である可能性がわかる．

　$215/231 = 0.93 (93\%)$ … ❸

もし患者の CPK が正常であれば，

「CPK 正常」の人たちの中での「梗塞なし」の割合を見れば，患者が急性心筋梗塞でない可能性がわかる．

　$114/129 = 0.88\% (88\%)$ … ❹

このように表を見ていくと，検査後確率がわかる．もし患者が急性心筋梗塞を疑われて CCU に入室して CPK が異常であれば，93%は心筋梗塞であることになり，診断はかなり確実となる．患者が疾患を持つ確率がかなり大きく動いて検査後確率が 100%に近づくので，CPK は心筋梗塞の診断のためにはまあまあよい性能を持つことがわかった．

(3) 事前(検査前)確率の影響

ここからは，前述の Smith の論文に書いてないことだが，話をもう少し発展させてみる．

同じ検査をして同じ結果なのに…

CPK の検査の性能がよさそうなので，今度は全入院患者 2,300 人を対象に片っ端から CPK を測定してみた．すると次のような結果を得た．

	梗塞あり	梗塞なし	計
CPK 異常	215	248	463	← ❺
CPK 正常	15	1,822	1,837
計	230	2,070	2,300

病院全体でみると，

CPK 異常の人たちの中で「梗塞あり」の割合は，

$215/463 = 0.46 (46\%)$ … ❺

病院内の入院患者をつかまえて CPK を測ってみて異常であったとしても，急性心筋梗塞である可能性は 46% しかないことになる．先に計算した CCU 患者が CPK 異常であった場合に，心筋梗塞である確率の 93% とは大きな違いである．同じ検査をして同じ結果が返ってきているのに，なぜこんなに検査後確率が違ってしまうのだろうか．

これは検査前確率の出発点が違うためである．

CCU にはもともと急性心筋梗塞の可能性が高い患者が集まっている．有病率を見ると 360 人中 230 人が心筋梗塞なので，有病率は 0.64 (64%) である．これに対して病院全体では，心筋梗塞の有病率は $230/2,300 = 0.10 (10\%)$ で相当低い．

このように検査前から検査後への確率の動きは，検査の性能以外に，患者が疾患を持つ可能性がどれくらいかという出発点の確率（検査前確率＝有病率が低・中・高のどのあたりか）の影響を強く受ける．患者が疾患を持つ検査前確率が極端に低ければ，検査をして陽性の結果を得ても患者が疾患を持つ確率はあまり上がらない．

図 4-9 に CPK の急性心筋梗塞に対する感度，特異度をそれぞれ 93%，88% として検査前確率から検査後確率を計算してプロットした．斜めの直線は検査前確率を表し，上の曲線は CPK 異常の場合の検査後確率，下の曲線は CPK 正常の場合の検査後確率を表す．CPK は心筋梗塞に対して性能のよい検査であるが，検査前確率が低ければ，検査後確率がそれほど上がらないことがよくわかる．

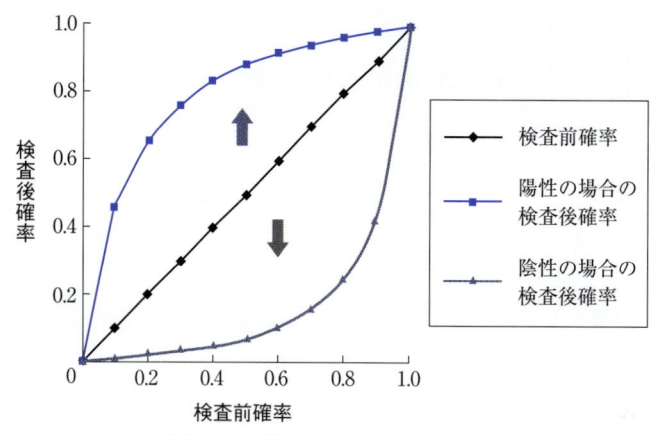

図4-9 CPK測定による検査後確率の変化

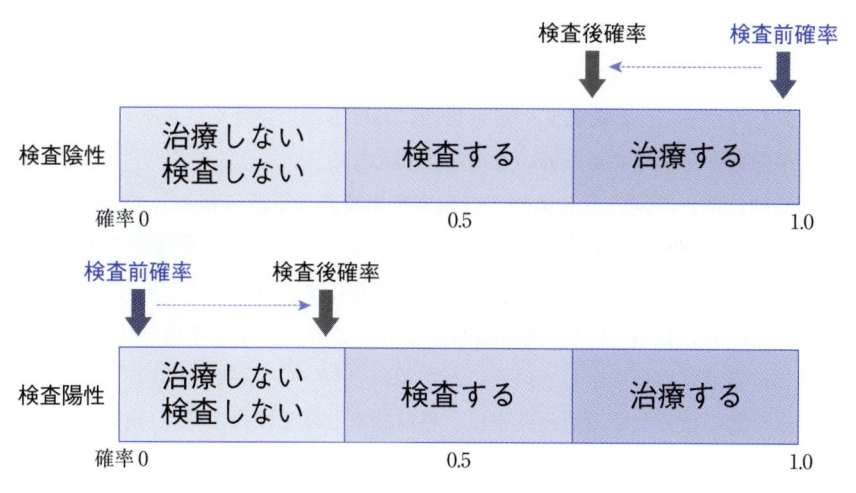

図4-10 検査前確率が極端に高い場合と低い場合のCPK測定による検査後確率の動き

　CPK異常の場合の検査後確率をみれば，逆に，検査前確率が非常に高ければ，検査をして陰性の結果を得ても患者が疾患を持つ確率はそれほど下がらないこともわかる．

　この確率の動きをバーグラフで表すと図4-10のようになる．

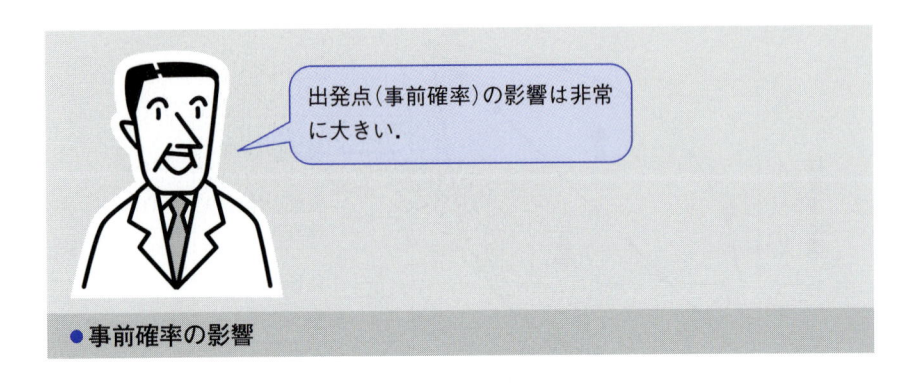

● 事前確率の影響

「出発点（事前確率）の影響は非常に大きい．」

（4）出発点の患者が疾患を持つ可能性（事前確率）をどう見積もるか

　臨床情報を得る前の患者が疾患を持つ確率を事前確率という．事前確率の最初の出発点はどこにすればよいだろうか．患者が疾患を持つ可能性について全然手がかりがなければ，患者が疾患を持つ確率は50％となる．

　実際には，患者が属する集団の有病率を利用して事前確率を推定することが多い．したがって，ある特定の患者集団における疾患頻度やリスク（危険因子）は，事前確率を推定するための重要な情報となる．

　理論的には，特定の患者集団の有病率を出発点の事前情報として，既往歴，家族歴，危険因子，症状などにより確率を修正して第1の事後確率を形成し，次に身体診察の情報を加え，さらに検査の情報により修正するという手順になる（→146頁，図4-17）．実際の臨床では，このあたりは渾然一体となって直感的に事前確率を推定していることが多い（パターン認識→190頁）．

　臨床行動の指針となる事後確率は，事前確率と臨床情報の特性（検査特性）の組み合わせによって決まるため，常に出発点（事前確率）と検査情報による確率の変化の両者を考慮に入れなくてはならない．

> コラム 4-2

ROC 曲線（受信者操作特性曲線）

　検査の性能(検査特性)を表現する方法の1つにROC曲線というものがある．ROCとは，receiver operator characteristics curve の略で，受信者操作特性曲線と訳される．なぜ，こんな変な命名になったのか．由来は，第二次世界大戦初期にまでさかのぼる．診断の話からは少し脱線するが，原点に立ち返って考えてみると検査の本質がよくわかるのでここで取り上げてみよう．

　時は第二次世界大戦の初期．攻勢にあった独軍は，英国本土上陸作戦の準備段階として航空戦をしかけ，英国本土南部のレーダーサイト，航空基地に対して連日の爆撃を行っていた．守る側の英軍は，そのころ実用化されたばかりのレーダーを導入し，独軍の爆撃機をレーダーで探知したら，基地で待機している自軍の迎撃機を出動させるという防衛システムを作り上げていた．

　レーダーとは，電波を発信して対象(飛行機)に投射し，対象から反射される電波を受信して発見しようとする機械である．本来見つけたいものは敵の飛行機なのだが，空には飛行機の他に鳥の群れ(カラス)も飛んでいる．開発されたばかりの当時のレーダーは，カラスの群れを飛行機として認識してしまうことがよくあった．

　そこで，反射波の受信感度を調節して飛行機とカラスを区別しようという試みがなされた．カラスもレーダー波を反射するが，飛行機の反射よりは弱い．つまり，感度を下げればカラスを飛行機と誤認すること(偽陽性)は少なくなるが，敵機を見逃す可能性(偽陰性)が増える．逆に，感度を上げれば敵機を見逃す可能性は低くなるが，カラスを敵機として誤認する可能性が高くなる，ということである．

　以下にレーダーと検査の2×2表の対比を示す．目的は2つの異なる対象を区別することである．

第4章 カードから診断へ

レーダー(敵機 vs. カラス)の2×2表

	敵機	カラス
レーダー感知	真陽性 TP	偽陽性 FP
レーダー不感知	偽陰性 FN	真陰性 TN

　もともと偽陽性(false positive：FP)は，偽警報(false alarm)と呼ばれた．レーダーが敵機を感知したと判断されれば警報が発せられるからである．迎撃機が飛び立って確かめてみればカラスだったという結末で，うその警報だったということになる．

　2×2表でみると真陽性(true positive：TP)と真陰性(true negative：TN)は，敵機のいる／いないを正しく区別できており，問題はない．偽陰性(false negative：FN)とは，敵機の見逃しを表す．偽陽性は，反応しすぎで偽警報(誤報)が発せられる．レーダーの感度を高くすれば，感知されるもの全体が増える(2×2表の上の行が増える)ので敵機は発見しやすくなるが，カラスを感知すること(偽陽性)も増える．感度を低くすれば(2×2表の上の行が減る)，カラスを拾うこと(偽陽性)は少なくなるが，敵機の見逃し(偽陰性)が増える．

　ROC曲線とは，縦軸に感度(真陽性率)，横軸には偽陽性率(1－特異度)をプロットして，受信の感度を連続的に変化させたときの感度と偽陽性率の関係をグラフに描いたものである．ROC曲線は，レーダーが敵機を発見する性能を表している．2つのレーダーの性能を比べる場合，曲線が左上に近いレーダーのほうが性能がよい．

　図にROC曲線の例を示す．ROC曲線では，この感度と偽陽性率(1－特異度)において，片方がよくなればもう片方は悪くなるという関係が表現される．これを感度と特異度とのトレードオフ関係といい，どんな検査にもあてはまる．

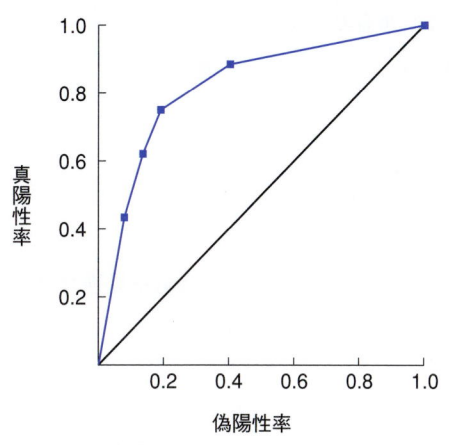

図　ROC 曲線

偽陰性の害と偽陽性の害

　敵機の見逃し(偽陰性)とカラス誤認による偽警報(偽陽性)の害について考えてみると検査の本質がよく見えてくる．

　見逃し(偽陰性)の害はわかりやすい．敵機を見逃せば，自分が爆撃されてひどい目にあうのだから一目瞭然の直接的な被害といえる．

　偽警報(偽陽性)の害はどうだろうか．たとえカラスを敵機と見間違えて警報を出して迎撃機を出撃させても，一見大した害はないように思える．実際の歴史ではどうだったのだろうか．

　実は，カラスに対してもやたら警報を出して迎撃機を出撃させていると，飛行機が故障する，パイロットが疲労してミスが起こりやすくなる，パイロットの士気が下がるなどで，本当に敵機が来たときに効果的に対応できないという結果につながることが明らかになった．つまり，偽警報(偽陽性)はリソースの枯渇をもたらし防衛システム全体を疲労させたのだった．

疾患を持つ患者 vs. 疾患を持たない患者の2×2表

	疾患あり	疾患なし
検査陽性	真陽性 TP	偽陽性 FP
検査陰性	偽陰性 FN	真陰性 TN

　医療においても見逃し（偽陰性）の害はわかりやすい．病気を見逃せば，臨床医として罪悪感に苛まれるだろうし，場合によっては医療紛争になるかもしれない．

　偽陽性の害はどうか．「情報は多いほうがよい．たとえ偽陽性になったところで病気はないのだから，さらに検査を追加して確かめればよいだけである」と軽く考えて検査を乱発すれば，偽陽性が増える．偽陽性が出れば，おそらく病気はなさそうだと考えていてもやはり追加検査をして確認したくなるのが臨床医の人情であろう．結局，偽陽性の対応が医療のコストを押し上げ，医療資源を枯渇させることになる．偽陽性の害は間接的で目立たないが，医療システム全体を疲弊させるのである．これは歴史から学ぶべき教訓である．

Case 4-8

77歳女性．労作性の胸部不快感を訴えてヤブ君の外来を受診した．10分程度の坂道歩行で絞めつけられるような不快感が前胸部を中心に出現し，動悸を伴った．ニトログリセリン舌下により，症状は2〜3分で速やかに消失した．深呼吸や咳によって症状は増悪しなかった．

ヤブ君は，「労作性狭心症らしいな」と思い，トレッドミル負荷心電図をオーダーしたが，結果は陰性だったので，患者さんに「狭心症ではない」と説明した．
本当に狭心症ではないといっていいだろうか．この患者さんの胸痛の性状は典型的狭心痛で，労作性狭心症である可能性はかなり高い．Diamondらのclinical prediction rule（→108頁）によれば，検査前確率は約90％と推定される．事前（検査前）確率は90％，トレッドミル負荷心電図の感度を60％，特異度を90％として2×2表を作ってみよう．

陽性予測値と陰性予測値を2×2表から読む

2×2表を作るには，まず，表全体の人数(N)を決める．100や1,000などのきりのいい数字が計算しやすい．次に，(N)に事前確率をかけると疾患を持つ人の数(E)が求められる．
- 疾患を持たない人の数(F)はN−Eで求められる．
- 疾患を持つ人の数(E)に感度をかけると，疾患を持ちかつ検査陽性の人の数(a)が求められる．
- 疾患を持たない人の数(F)に特異度をかけると，疾患を持たずかつ検査陰性の人の数(d)が求められる．
- 残りの(c)と(b)は，それぞれE−a，F−dで求められる．

2×2表ができたら，表を横に読むことで事後確率が導かれる．表の上の行を横に読むと，臨床情報(検査)が陽性の人の中で，実際に疾患を有する人の割合が求められる．これは，陽性予測値(positive predictive value)と呼ばれ，臨床情報が陽性であった場合に患者が疾患を持つ確率を意味する．すなわち，臨床情報が陽性であった場合の事後確率である．

第4章 カードから診断へ

　同じように，下の行を横に読むと陰性予測値(negative predictive value)が得られる．これは，臨床情報(検査)が陰性の人の中で，実際に疾患を有さない人の割合で，臨床情報が陰性であった場合に患者が疾患を持たない確率である．
　実際には，臨床医は陰性予測値ではなく，情報が陰性であった場合に患者が疾患を持つ事後確率を知りたいことが多い．これは，1－陰性予測値で求められる．

	狭心症あり	狭心症なし	計
負荷心電図異常	(a) 54	(b) 1	55
負荷心電図正常	(c) 36	(d) 9	45
計	(E) 90	(F) 10	(N) 100

注）事後確率を求めるには2×2を横に読む

検査結果が正常の場合に，狭心症が存在する確率
= 36/45 = 0.80(80%)

　この結果を見ると，負荷心電図が正常の場合に患者が狭心症を持つ検査後確率は80%である．この患者は，狭心症の検査前確率が非常に高いので，たとえトレッドミル負荷心電図が陰性で検査後確率が多少低いほうへ動いても，狭心症の可能性を考えなくてもよいところまでは低くならない(図4-11)．それ

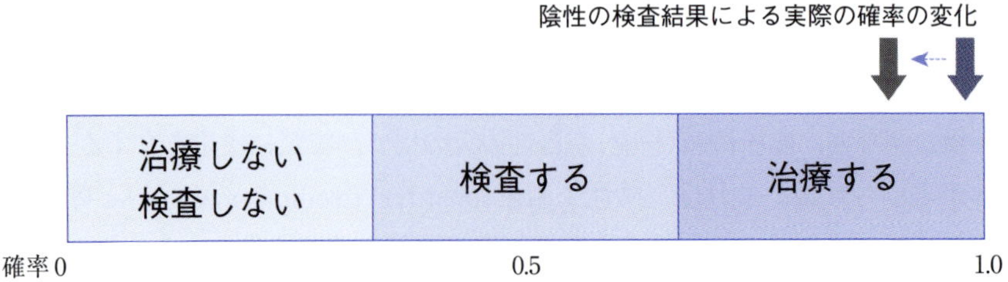

図4-11　検査後確率のわずかな変化(検査前確率が高い場合)

どころか検査後の狭心症の可能性は，検査前の90％からわずか10％しか低下せず，まだ積極的に狭心症を考えなければいけないレベルである．つまり，典型的狭心痛のある患者に負荷心電図を行って結果が陰性であっても，狭心症を除外診断することはできない．

Case 4-9

20歳女性．健康診断で抗核抗体を測定したところ陽性であったため，精査を勧められて外来を受診した．自覚症状，身体所見とも全く異常ない．

この女性がSLEである可能性はどれくらいだろうか．

この女性がSLEである検査前確率は，どうやって推定したらよいだろうか．SLEを疑うような自覚症状，身体所見はないので，この女性がSLEである確率は一般人の集団がSLEである確率，すなわち有病率に等しいと考えよう．わが国におけるSLEの有病率は人口10万人あたり66〜85人とされているので，検査前確率は85/100,000=0.00085（0.085％）と推定される．SLEに対する抗核抗体の感度99％，特異度80％を使用して2×2表を作成してみよう．

	SLEあり	SLEなし	計
抗核抗体（陽性）	84	19,983	20,067
抗核抗体（陰性）	1	79,932	79,933
計	85	99,915	100,000

不要であった抗核抗体の測定

この女性が抗核抗体陽性であった場合の検査後確率は，84/20,067=0.0041（0.4％）となる．もともとSLEである可能性は極端に低く，たとえ抗核抗体が陽性であったとしても検査後確率の動きはほとんどなく，SLEの可能性は無

第4章 カードから診断へ

陽性の検査結果による実際の確率の変化

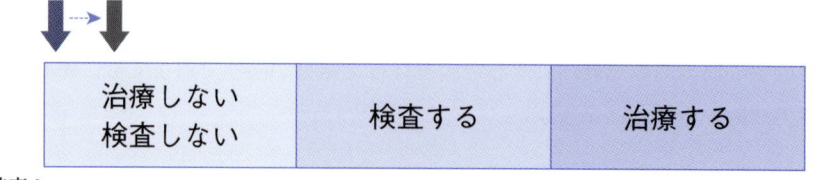

| 治療しない 検査しない | 検査する | 治療する |

確率0　　　　　　　　　　　0.5　　　　　　　　　　　1.0

図4-12　検査後確率のわずかな変化（検査前確率があまりに低い場合）

視できるくらい低いままである（図4-12）．自覚症状，身体所見とも異常はなく，最初からSLEの疑いが非常に低い患者に健康診断と称して抗核抗体など測定してはいけなかったといえる．

グラフから検査性能を読みとる

SLEの検査前確率と検査後確率の関係を図4-13にプロットした．中央の斜線は検査前確率を，上と下の曲線は，抗核抗体が陽性・陰性であった場合の検査後確率を表す．この図でみると検査前確率があまりにも低く0に近いと，検査後確率もほとんど0から変化しないのが読みとれる．

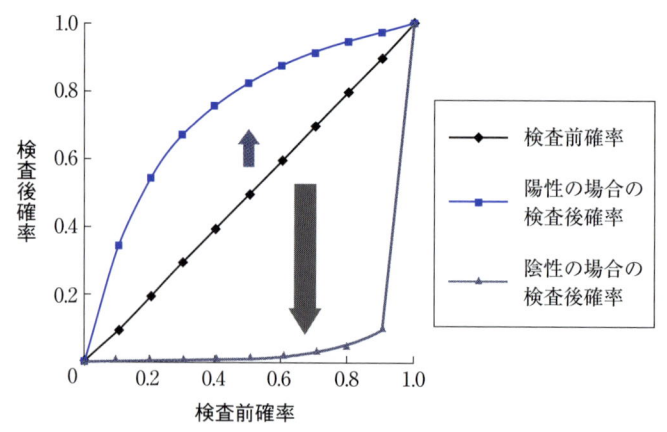

図4-13　抗核抗体測定による検査後確率の変化

また，この図から抗核抗体は陽性になったときに SLE の検査後確率が高くなる度合いよりも，陰性になったときに検査後確率が低くなる変化の度合いのほうが大きいことがわかる．つまり，抗核抗体は SLE を除外診断するのに優れた性能の検査である(sensitivity negative rule out：SnNout)といえる．

> **抗核抗体**
> SLE に対する感度 99%，特異度 80%
> 陽性尤度比 LR＋ 4.95，陰性尤度比 LR－ 0.01

この抗核抗体の性能は，感度は高いが特異度はそれほどでもないこと，陽性尤度比 LR＋はあまり大きくないが陰性尤度比 LR－が 0 に近いことで表されている．

繰り返すが，抗核抗体は陰性のとき，SLE を除外診断するのに優れた性能を持つ．

Western blot 法 HIV 抗体およびうつ病スクリーニング 2 質問法の検査特性とグラフ

参考のため，前述の「Western blot 法 HIV 抗体検査」と「2 質問法によるうつ病スクリーニング」の検査前確率・検査後確率のプロットを示す．グラフから検査性能を読み取っていただきたい．

> **Western blot 法 HIV 抗体検査**(図 4 - 14)
> HIV 感染に対する感度 96%，特異度 99.9%
> 陽性尤度比 LR＋ 960，陰性尤度比 LR－ 0.04

感度，特異度とも高いので陽性，陰性どちらの結果の場合も検査後確率の変化は大きい．特異度のほうがより高いので，どちらかというと陽性が出たときの検査後確率が高くなる変化が大きく，確定診断向きの検査である(specific-

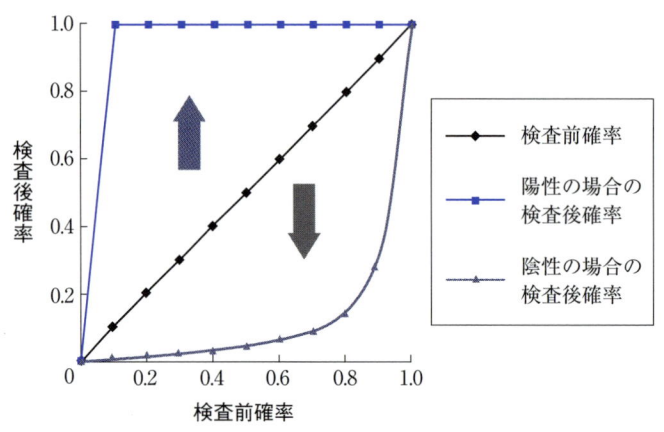

図4-14　Western blot法HIV抗体検査による検査後確率の変化

ity positive rule in：SpPin）．

　尤度比をみるとLR＋は非常に大きく，LR－もかなり0に近い．

> **2質問法によるうつ病スクリーニング（図4-15）**
> うつ病に対する感度96％，特異度57％
> 陽性尤度比LR＋ 2.23，陰性尤度比LR－ 0.07

図4-15　2質問法による検査後確率の変化

陽性になったときにうつ病の検査後確率が高くなる度合いより，陰性になったときに検査後確率が低くなる度合いのほうが大きい．感度が高く，特異度が低い．陽性尤度比は悪く，陰性尤度比は比較的よい．つまり，除外診断向けの性能であることがわかる(sensitivity negative rule out：SnNout)．

> 第4章のまとめ ①

1. **患者が疾患を持つ可能性を吟味する．**
   患者が鑑別診断のリストに挙がった疾患を持つ可能性を順番に吟味する．

2. **患者が疾患を持つ可能性を確率で表す．**

3. **情報を得ることによって患者が疾患を持つ確率は変化していく．**

4. **疾患の可能性（確率）がどのくらい高くなったら治療を始めるか．**
   患者が疾患を持つ可能性（確率）がこのレベルを上回れば，自信を持って治療を開始してよいと判断できる確率の値を「治療閾値」という．治療閾値は，治療の利益と不利益の兼ね合いで決まる．

5. **疾患の可能性（確率）がどのくらい低くなったら，それ以上その疾患について考えなくてよいか．**
   患者が疾患を持つ可能性（確率）がこのレベルを下回れば，患者がその疾患を持たないとしてさらなる追求を放棄してよい確率の値を「検査閾値」という．

6. 確定診断と除外診断

診断仮説の検証のゴールは，患者が疾患を持つ確率を，治療が開始できると判断できるレベル（治療閾値）以上にまで引き上げる（確定診断 rule in）か，もはやこれ以上その疾患について考える必要がないと判断できるレベル（検査閾値）以下に引き下げること（除外診断 rule out）である（図4-16, 17）．

事前確率を，低・中・高の3区分くらいに分けて大雑把に見積もり，情報を仕入れた結果で事後確率別の区分に移動するかどうかを推定すると実用的である（→119頁，図4-6参照）．

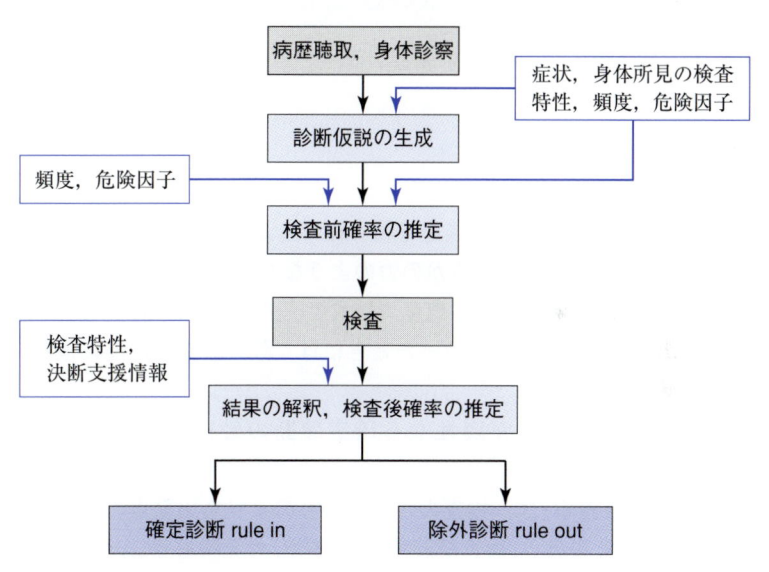

図4-16 仮説演繹法による診断の考え方

第4章　カードから診断へ

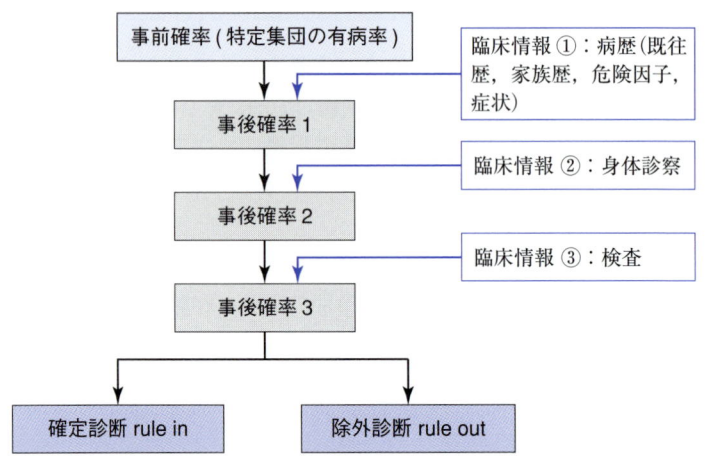

```
事前確率(特定集団の有病率)     臨床情報①：病歴(既往
        ↓                      歴, 家族歴, 危険因子,
     事後確率1                  症状)
        ↓
                               臨床情報②：身体診察
     事後確率2
        ↓
                               臨床情報③：検査
     事後確率3
       ↙ ↘
 確定診断 rule in    除外診断 rule out
```

図4-17　臨床情報による確率の変化

7.　検査の性能

- 臨床情報の性能とは，患者が疾患を持つ確率を高いほうまたは低いほうへどれくらい大きく動かせるかの力のようなものだと理解する．
- 臨床情報の性能を表す指標が，感度／特異度，尤度比である．
- 感度の高い臨床情報が陰性であったときには，除外診断の性能に優れている(SnNout)．
- 特異度が高い臨床情報が陽性なら確定診断の性能に優れている(SpPin)．
- 検査後確率(事後確率)は，検査の性能そのものよりも出発点の検査前確率の影響を強く受ける．検査前確率(事前確率)の見積もり(出発点が，低・中・高のどこか)をすることが，診断推論のうえで非常に重要である．
- 検査前確率(出発点)が極端に高い場合には，性能のよい検査を行っても，検査後確率はそれほど低くならないことが多い．
- 検査前確率(出発点)が極端に低い場合には，性能のよい検査を行っても，検査後確率はそれほど高くならないことが多い．

　以上のような診断推論の考え方を「仮説演繹法による診断仮説の検証」という．

コラム 4-3

[診断推論の訓練法・2]
手持ちの「生きカード」を増やす

　これは筆者(野口)の個人的な経験談である．

　生化学，生理学をはじめとする生物医学的知識(biomedical knowledge)を増やせば疾患のメカニズムをよく理解できるようになり，診断推論の能力が向上するだろうと期待して一生懸命に勉強した時期があった．結果はこれらの知識が増えてもさほど診断能力の向上には結びつかなかったように感じる．診断推論の能力が明らかに向上したと感じられるようになったのは，努めてカードのかたちになった医学知識を吸収し，適切なカードを選択する訓練を繰り返し，診断を確率的に考えるようになってからあとのことである．

　もちろん診断推論の能力を高めるには医学知識を増やす必要があることには異論はない．だが，修得すべき医学知識は，臨床ですぐに活用できるように構造的に整理された知識，すなわちカード化された医学知識でなければならない．カードに必要な構造は，カードにすばやく到達するためのインデックス(見出し)と，インデックスの下に並べられた鑑別診断の疾患リストである(→ 16 頁)．鑑別診断のリストがあまり多いと臨床現場で扱いきれず，有効なカードにならない．繰り返すが，このようなカードのかたちになった医学知識の種類と量を増やすことこそが診断推論の能力向上に結びつく．

　したがって，テキストを選ぶ際には，カードのかたちで医学知識を提供しているテキストで勉強したほうがよい．一例をあげれば，UpToDate は，カードが大きなきらいはあるが，カードのかたちで医学知識を記述してあり，カードのかたちの医学知識を修得するのにすこぶる有用である．

　急性下痢の鑑別診断を知ろうとして，"Epidemiology and causes of acute diarrhea"というキーワードを選択すると大きなカードが示されるが，左側のフレーム内のインデックスを見れば，DIARRHEA IN THE IMMUNOCOM-

第4章　カードから診断へ

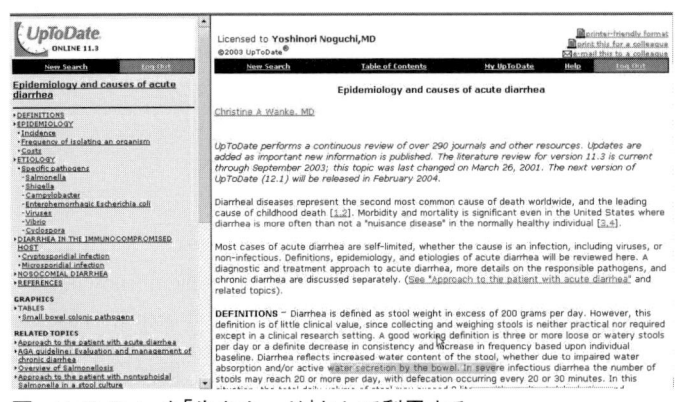

図　UpToDate を「生きカード」として利用する

PROMISED HOST, NOSOCOMIAL DIARRHEA など有用な見出しが並んでいる．これらのインデックスの下部に記載された情報はそれほど多くなく，生きたカードといえる（図）．

　医学情報を求めてテキストや MEDLINE などのデータベースを検索する場合にも，カードの見出しをたくさん知っているほうが検索の効率がよくなる．カードの見出しをキーワードとして検索すれば，効率よく臨床的に有用な情報に到達できる可能性が高い．

　こういった優れたマニュアルやテキストで勉強して，新しいインデックスのカードを増やしていくと，診断推論の能力が向上し，鑑別診断が楽になる．また，自分で臨床状況に応じたカードを作るときの参考になる．

　ただし，本を書く側の立場からいうと，症例の臨床状況に踏み込んで大胆に鑑別診断の数を絞ったカードというものはなかなか書きにくい．現場で患者さんを診ているわけではないので，どうしても落ちがあってはいけないという気持ちが働いて，大きなカードを載せてしまいがちになる．結果として成書に載るカードは大きなものになりやすい傾向がある．現場で優秀な指導医から鑑別診断の指導を受ける利点は，個別の症例の臨床状況に合わせて鑑別診断の数を絞ったカードを作るトレーニングができることである．

診断仮説の検証エラー

診断仮説の検証エラーとは，カードにリストアップしてある疾患の可能性を吟味する考え方の誤りである．再びヤブ君に登場してもらって，具体的な例を挙げながら診断推論のどこがまずかったかを分析してみよう．

1 出発点（事前確率）の推定が曖昧・その1

Case 4-10

63歳女性．歩行時の下肢のしびれを訴えて外来受診した．

2年ほど前より，歩行後に腰部，殿部に限局した倦怠感が出現した．6カ月前より歩行時の下肢のしびれ感が増悪し，500 m 程度の歩行でも痛みを感じるようになった．5分程度の休息で症状は軽快した．他院で，閉塞性動脈硬化症が疑われ，腹部から両膝部までの造影 CT を施行し，三次元再構成画像も作成したが，動脈に有意な狭窄はみられなかった．また，腰部脊柱管狭窄症を疑われ MRI も撮影されたが，腰椎，脊髄に異常所見はみられなかった．

診察すると，上下肢の血圧に差があり，両側大腿，膝窩，足背，後脛骨動脈の拍動が微弱である（右上腕血圧 161/73 mmHg，右足首血圧 122/83 mmHg，ABI 0.76，左上腕血圧 160/70 mmHg，左足首血圧 114/76 mmHg，ABI 0.71）．

上腹部正中に収縮期血管雑音が聴取される．

ヤブ君は患者が持参した CT と MRI を見せてもらったが，確かに動脈の狭窄は認めなかった．

「両側間欠性跛行と下肢の動脈拍動が微弱であり，ABI が低下している．閉塞性動脈硬化症が非常に疑わしい．でも，三次元 CT を含めて，造影 CT で狭窄が認められないのだからやっぱり閉塞性動脈硬化症ではないのだろう．もっと末梢の血管狭窄だろうか」

ヤブ君は，抗血小板剤を処方して様子を見ることにしたが，1カ月後にも患者さんの症状は改善しなかった．ヤブ君から状況を聞いたデキ先生は，次のよ

うに指摘した.

デキ先生「これは閉塞性動脈硬化症でしょ．しかも，大腿動脈のレベルで拍動が弱いのだから，末梢性血管狭窄ということはあり得ないと思う．どこか大血管に狭窄があるよ．CT のほうがおかしいんじゃないかな」

　症状と身体所見からは，やはり大血管の狭窄が強く疑われた．ヤブ君がデキ先生のアドバイスに従って MR アンジオをとってみたところ，三次元 CT では狭窄がみられなかった大動脈の胸腹部移行部に狭窄が明らかであった．
　その後，放射線科と相談して CT のデータを，window level, window width を変えて再構成してもらったところ，狭窄部位の血管壁に石灰化があり，石灰化した血管壁と造影された血管内腔が判別不可能であったため，一見，狭窄がないように見えたことがわかった．

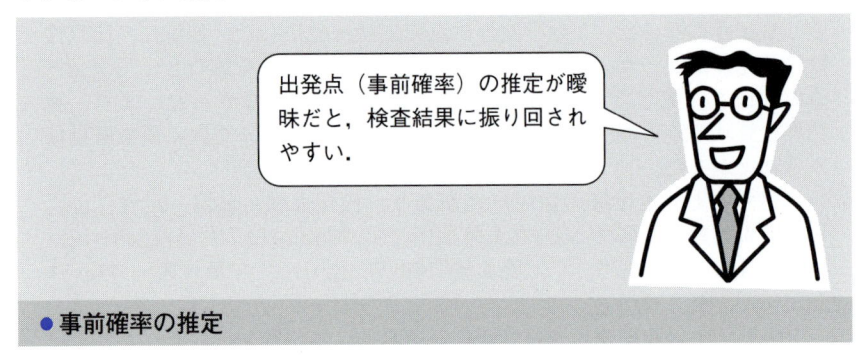

> 出発点（事前確率）の推定が曖昧だと，検査結果に振り回されやすい．

● 事前確率の推定

検査のほうを疑ってみることも必要

　いくらハイテク検査が幅をきかす現代でも，完璧な検査というものはあり得ないと考えておいたほうがよい．検査には必ず偽陰性，偽陽性がつきものである．この症例のように，症状と身体所見から大血管狭窄の検査前確率がほぼ 100％に近いと考えられるのに検査結果が陰性の場合には，自分の診断仮説に自信を持って検査のほうを疑ってみることも必要になる．

診断仮説の検証エラー

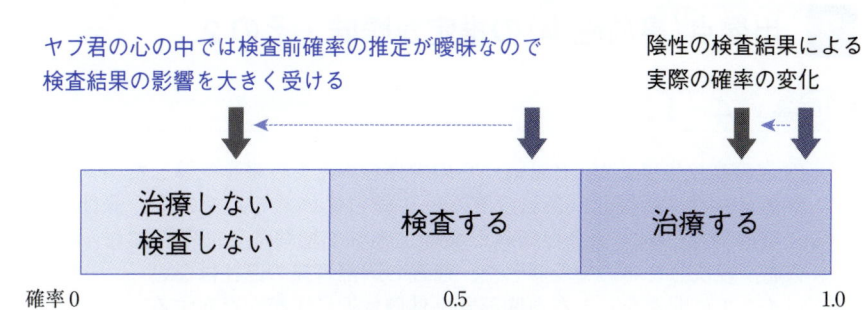

ヤブ君の心の中では検査前確率の推定が曖昧なので　　陰性の検査結果による
検査結果の影響を大きく受ける　　　　　　　　　　　実際の確率の変化

| 治療しない
検査しない | 検査する | 治療する |

確率 0　　　　　　　　　　　　　　0.5　　　　　　　　　　　　　　1.0

図4-18　検査結果に惑わされて事後確率の推定を誤る・その1

● 診断仮説の検証エラー・その1

　検査前確率が非常に高いのに検査結果に惑わされて診断仮説を否定してしまう．

　この失敗は，検査前確率がどのくらいなのかしっかり考えていない場合に起こりやすい．検査前確率が高いということを意識的に認識しておかないと，検査結果に振り回されやすい（図4-18）．診断能力の高い医師は，自分の診断仮説の確からしさがどの程度か自覚していて，それに反するような検査結果を得た場合には，疑問の目を持って検査結果を見ているものである．

● 教訓

　予測に反する検査結果が出た場合，検査のほうを疑ってみる．

2 出発点(事前確率)の推定が曖昧・その2

Case 4-11

18歳の高校生男子が，3日前からの胸痛を訴えて外来を受診した．
ラグビー部に所属し，毎日ラグビーの練習にいそしんでいる．前日から，左前胸部に刺すような痛みがあり，吸気で増強する．本日になっても胸痛が軽快しないので受診した．最近の胸部打撲の既往はない．
バイタルに問題なし．左前胸部乳房外側付近に圧痛が存在する．
ECG, 胸部X線は異常なし．

「こんなに若い患者さんなんだから虚血性心疾患ということはないだろうな．でも一応念のためにトロポニンTをやっておくか．陰性だったら安心できるし」

常識的には，虚血性心疾患(特に急性心筋梗塞)ではないと考えられるのだが，ヤブ君はつい「念のため」と思ってトロポニンTをオーダーしてしまった．陰性だったら心臓に深刻な病気はないと説明しようと思っていたのに，困ったことにトロポニンTは陽性であった．

「この高校生は急性心筋梗塞なのだろうか」

「入院させて治療しなければいけないのだろうか」

常識はそうでないと告げるのだが，ヤブ君はだんだん不安になってきた．

なぜこんなことになってしまったのだろうか．

2×2表を作って考えよう

この高校生が急性心筋梗塞である可能性（検査前確率）は限りなく低く，ほとんど0％と考えてよい．仮に検査前確率を0.01％，トロポニンTの急性心筋梗塞に対する感度93.5％，特異度67.9％として2×2表を作ってみると表のようになる（トロポニンTの感度，特異度については後述）．

診断仮説の検証エラー

	急性心筋梗塞あり	急性心筋梗塞なし	計
トロポニンT陽性	(a) 1	(b) 3,210	3,211
トロポニンT陰性	(c) 0	(d) 6,789	6,789
計	(E) 1	(F) 9,999	10,000

検査前確率0.01%の意味は，この高校生と同じような患者が10,000人いたとするとそのうちで心筋梗塞であるのは1人で，残りの9,999人は心筋梗塞でないということである．したがって，2×2表の最下行は，(E)〔心筋梗塞(＋)の人数〕が1，(F)〔心筋梗塞(－)の人数〕が9,999となる．

(a)は，(E)に感度の0.935をかけて算出する．(a)は切り上げて1とした．(c)はE－a，(d)は(F)に特異度の0.679をかけて算出する．(b)はF－dで得られる．

2×2表を作ったら，今度は表を横方向に読んでいく．この高校生と同じような症例を10,000人集めてくるとトロポニンTが陽性と出るのが3,211人，そのうち本当に急性心筋梗塞であるのは1人(1/3,211＝0.03%)で，残りのほとんどは(3,210/3,211＝99.7%)，心筋梗塞ではないのにトロポニンTが陽性となる偽陽性の人たちである．

この患者さん個人について考えてみると，トロポニンTが陽性であっても検査前から検査後への確率の変化は0.01%から0.03%と実質的な動きはほとんどない．検査前確率が極端に低い場合には，検査情報による確率の変化よりも

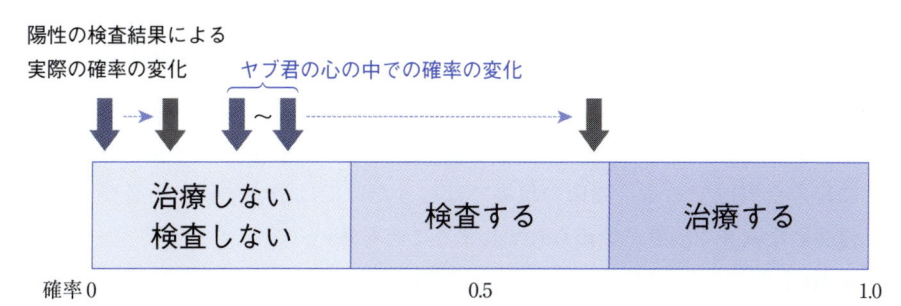

図4-19 検査結果に惑わされて事後確率の推定を誤る・その2

出発点の影響のほうが大きい．よほど性能のよい検査を行って予期に反して陽性の結果が出ても，検査後確率はほとんど高くならない（図4-19）．

意味のない検査はしない自信を持つ

　検査前確率の低さを考えれば，ヤブ君はトロポニンTをオーダーすべきではなかった．陰性と出るのが当たり前で，陽性と出れば意味もなく悩むことになる．この高校生にトロポニンTをオーダーするのは害だけあって益の少ない行為である．常識的に考えて心筋梗塞ということはあり得ない．だから，意味のない検査はしないと言い切る自信を持つべきである．自分の推定した検査前確率に自信を持ち「念のため」などといって及び腰になってはいけない．

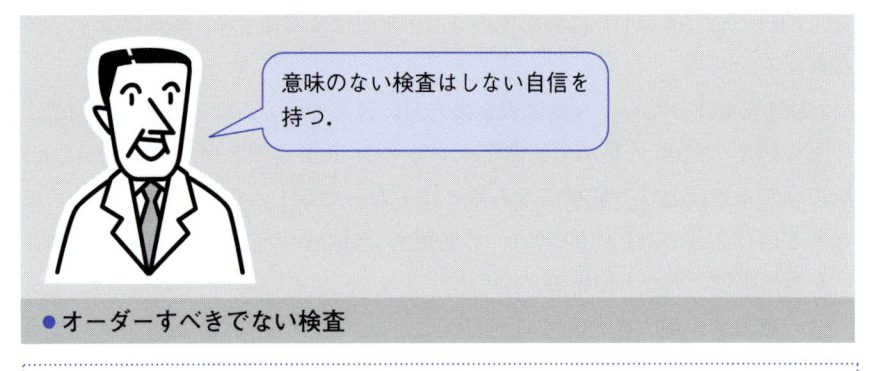

意味のない検査はしない自信を持つ．

● オーダーすべきでない検査

● 診断仮説の検証エラー・その2
　検査前確率が非常に低いのに，陽性の検査結果に影響されて迷ってしまう．
　その1の失敗とは逆に，検査前確率が極端に低いのに陽性の検査結果に惑わされたケースである．これも，検査前確率がどのくらいなのかをしっかり把握せず，「念のため」と曖昧なままに検査をオーダーしたために起きた失敗である．臨床の現場では迷うだけでは済まずに，不必要で侵襲的な検査や治療が始められてしまうことも多い．
● 教訓
　検査をオーダーする前に常に検査前確率を考える．

3 出発点(事前確率)の見積もりの誤り

Case 4-12

30歳女性が，胸痛を訴えて受診した．
6週間前より，安静時に胸骨下方から上腹部にかけて絞るような痛みが続いていた．痛みは，食後仰臥位で安静時に起こることが多い．生来健康で，冠動脈疾患のリスクファクターはない．

　たび重なる失敗に懲りたヤブ君は，検査をオーダーする前に多少なりとも患者が病気を持つ可能性を考えるようにすることにした．この例では，虚血性心疾患(狭心症)らしくはないけれども，そうでないとも言い切れないかもしれないと考えて，トレッドミル運動負荷心電図をオーダーした．結果は，1.0 mVのST低下が見られ陽性であった．
　狭心症らしくないと思ったのに何だか変だ．でも運動負荷心電図が陽性だから心臓カテーテル検査をしないといけないのだろうか．ヤブ君は迷って，デキ先生に相談した．

デキ先生「トレッドミルをする前に，この患者さんが，労作性狭心症である可能性はどれくらいだったと思う？」
ヤブ君　「可能性ですか．それほど強く狭心症を疑ったわけではないですが，でも狭心症でないとも言い切れないと思います」
デキ先生「全く判断がつかない五分五分の場合で狭心症の確率が50％だとすると，この患者さんが狭心症である可能性を数字で表してみるとどのくらいかな」
ヤブ君　「数字で考えたことはありませんでしたけど，45％くらいですかね」
デキ先生「実は，労作性狭心症を診断するのに，一番役に立つのは胸痛の性状なんだ(Diamondらの clinical prediction rule → 108頁)．この患者さんは，Diamondらの質問の中であてはまるのはせいぜい『胸骨裏部付近に胸痛がある』という点だけだから，非狭心痛と判定される．30歳で非狭心痛だと狭心症の可能性はせいぜい5％くらいだね．むしろ，

狭心症でないといっていいと思うよ．だとすると運動負荷心電図は，診断特性があまりよくない検査だし，検査後確率もそんなに高くはならないね」

運動負荷心電図の診断特性

この例で，ヤブ君は曖昧ながらも一応狭心症の検査前確率を推定しようと試みているが，検査前確率を数字で表そうとして45%とかなり高く推定してしまった．そのため狭心症を除外診断するために運動負荷心電図を施行したくなり，結果が陽性と出たため非常に迷うことになった．

まず，運動負荷心電図の陽性結果について考えてみよう．運動負荷心電図はそれほど診断特性の優れた検査ではない．代表的なメタ分析によると，冠動脈造影での冠動脈狭窄所見をgold standardにした場合の感度68%，特異度77%と報告されている．特異度77%とは冠動脈疾患のない患者100人が運動負荷心電図を受けると，そのうちの23人は陽性になるということである．

さらに，安静時心電図でST-T異常がある場合や，ジゴキシン使用中，左脚ブロック，ペースメーカー装着，女性の患者などでは偽陽性率が高くなる（すなわち特異度が低くなる）ことが知られている．この症例の患者は女性であるので，実際には特異度はもっと低くなると予想される．つまり，偽陽性の可能性はかなり高い．

それでは，2×2表を作って詳しく考えてみよう．

検査前確率が5%の場合の2×2表

	冠動脈疾患あり	冠動脈疾患なし	計
運動負荷心電図陽性	3.4	21.9	25.3
運動負荷心電図陰性	1.6	73.2	74.8
計	5	95	100

この患者が冠動脈疾患を持つ検査後確率は3.4/25.3 = 0.13（13%），偽陽性率

(検査陽性にもかかわらず冠動脈疾患がない可能性)は 21.9/25.3 = 0.865(87%),検査前確率が5%だとすると,たとえ運動負荷試験が陽性であってもそのほとんどは偽陽性で検査後確率はそれほど高くならないことがわかる.

ところが検査前確率を45%と見積もると,運動負荷試験が陽性の場合の検査後確率はかなり高くなり,簡単に無視できないことになる.

検査前確率が45%の場合の2×2表

	冠動脈疾患あり	冠動脈疾患なし	計
運動負荷心電図陽性	30.6	12.7	43.3
運動負荷心電図陰性	14.4	42.4	56.8
計	45	55	100

検査後確率は,30.6/43.3 = 0.706(71%),偽陽性率は,12.7/43.3 = 0.293(29%)となる.

このように検査後確率の解釈は,検査の性能よりも出発点(検査前確率)の影響をより大きく受ける.診断推論においては事前確率(検査前確率)の見積もりが非常に重要であることがわかる(図4-20).

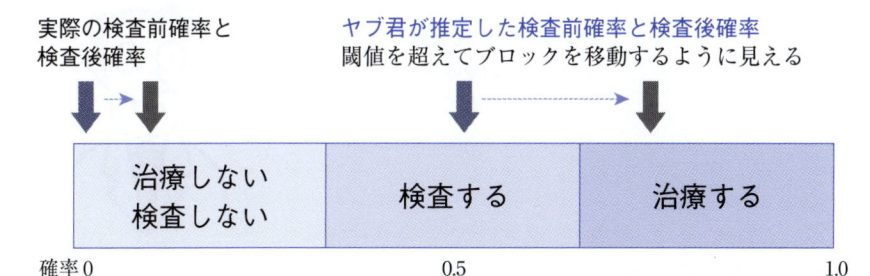

図4-20 検査前確率の推定の誤りが検査後確率の推定の誤りにつながる

この症例では,年齢と胸痛の性状から狭心症である可能性(検査前確率)は非常に低く,むしろ他の診断仮説(例えばGERD)を追求したほうが理にかなっていたと考えられる.

● 診断仮説の検証エラー・その3

　検査前確率を誤って推定してしまうと，結果的に検査後確率も誤って解釈してしまうことになる．

　実は検査前確率を推定するのはかなり難しい．診断推論の中で一番難しいステップだといってよい．意識的に検査前確率を推定しようとして常にトレーニングしていないと突然にはできないため，誤った推定をしてしまう．

● 教訓

　常に事前確率（検査前確率）を推定する訓練をする．少なくとも事前確率が，低・中・高のどのブロックに入るかだけでもよいから推定する．できれば確率を数字で表現する．

ここまで挙げた失敗例は，検査前確率がどのくらいなのか意識的に考えず見積もりを曖昧なままにして検査結果に振り回されたり，検査前確率を推定しようとはしたものの誤った見積もりをしてしまったことから起こった診断仮説の検証エラーである．検査をする前には必ず検査前確率を推定する習慣をつけないと診断推論の能力は向上しない．

　事前確率（検査前確率）の推定を誤ると，事後確率（検査後確率）の推定を誤ることになる．

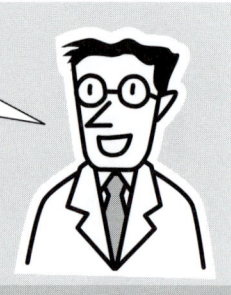

● 推定の誤りの連鎖

> コラム 4-4

[診断推論の訓練法・3]
適切なカードにたどりつく訓練を繰り返し行う

　コラム 4-1（→ 111 頁）で，北米とわが国の教育方法の違いにより臨床医の診断能力に差が生まれているのではないかと述べた．

　筆者らは，差を生み出す違いの中で最も重要な要素は，症例を利用して行う適切なカードにたどりつくためのトレーニングの量ではないかと感じている．日々，適切なカードにたどりつくためのトレーニングを繰り返すうちに，適切なカードにたどりつけたという経験が蓄積して自信となり，カードの種類と数も増えていく．最終的には common disease についてはパターン認識に近い感覚で直感的に診断推論ができるようになる．

　実は，渡米してレジデントを始めるまでは，北米の臨床教育では診断を確率的に考えるトレーニングが行き届いているのではないかと当て推量していた．実際にレジデントになって教育を受けてみると，診断を確率的に考えることよりも適切なカードにたどりつくためのトレーニングに重点が置かれていることが実感できた．

　北米の教育病院で毎日繰り返されるカンファランスの診断に関するディスカッションは，ほとんどが適切なカードにたどりつくための訓練といってよい．例えば，「数日前から下痢をしているインド旅行から帰った直後の若い男性」という症例があれば，「海外旅行帰国者の急性下痢症」という見出し以外にも，

　「この患者が，もし外国帰りではなくて，HIV 患者だったら鑑別診断は何を考える？」

　「血便があった場合は？」

　「最近，歯科治療をしたという病歴があった場合は？」

　「この患者が，もし入院中の患者だったら？」

　など，1つの医学的問題に対して異なる臨床状況のもとで鑑別診断を考える

シミュレーションが手をかえ品をかえて繰り返され，短期間のうちに効率的に適切なカードにたどりつく能力を身につけさせることができるよう工夫されていた．つまり，卒後臨床教育の大部分は臨床状況に応じた適切な鑑別診断のリストを想起するためのトレーニングから構成されており，画像の読み方や検査手技の習得には重点が置かれていなかった．

　レジデント留学から得られた最大の収穫は，こうしたトレーニングを受けたことによって適切な鑑別診断を行っているという自信ができ，医師になって初めて「何か診断を見落としているのではないか」という不安から解放されたことであったと思う．

　筆者らが本書で提唱したいことは，患者の「訴え」や医学的問題点をいかに適切なカードに落とし込めるかの反復訓練を，わが国の臨床医学教育の場に導入することである．本書が，その手引きとなることができれば幸いである．

4 事後確率（検査後確率）の解釈の誤り・その1

Case 4-13

50歳男性が胸痛を訴えて救急外来を受診した．胸痛は2時間前に出現し持続している．前胸部を中心に締めつけられるような苦しさが存在する．数年前から糖尿病，高血圧を指摘されているが治療していなかった．タバコは1日20本を30年以上．

救急室到着時のECGは正常．ニトログリセリンを舌下させたが胸痛に変化はなかった．

ヤブ君は，トロポニンTを緊急でオーダーし陰性だったので急性心筋梗塞ではないと考えて，患者と家族に心筋梗塞ではない旨，説明し帰宅させた．

翌日，患者の家族から病院に電話があった．昨日帰宅後，胸痛がひどくなり他の病院の救急を受診したところ，急性心筋梗塞と診断されCCUに入院した．ヤブ君の診療の内容に問題があったのではないかというクレームであった．

この例ではヤブ君は，トロポニンT陰性という結果に安心して急性心筋梗塞を除外診断してしまった．この診断推論のどこに問題があったのだろうか．

急性心筋梗塞の検査前確率を推定するclinical prediction ruleには広く利用されているものはないが，Goldmanらによれば，典型的胸痛があれば，ECGに変化がなくても急性心筋梗塞である確率は最低でも15％とされている[4]．15％ということは，10人同じような患者がいればそのうちの1.5人は急性心筋梗塞であるということである．急性心筋梗塞の可能性がひどく高いわけではないが，見逃せば致命的なアウトカムになるかもしれない疾患であるため，もっと急性心筋梗塞の可能性が低いということがはっきりするまでは除外診断できない．このまま急性心筋梗塞でないとして帰宅させるのは危険である．

ヤブ君は，漠然とトロポニンTは診断特性のよい検査だと思い込んでいたが，トロポニンTの急性心筋梗塞に対する感度は，発症後早期では低いことが知られている（表4-1）[5]．

表4-1 トロポニンTの急性心筋梗塞に対する感度と特異度

胸痛発症後の時間	感度（％）	特異度（％）
2時間まで	21.6	93.5
2～4時間	57.1	70.2
4～6時間	73.3	65.8
6～12時間	93.5	67.9

〔文献5より〕

検査前確率15％，感度21.6％，特異度93.5％を使用して2×2表を作ると，以下のようになる．

	急性心筋梗塞あり	急性心筋梗塞なし	計
トロポニンT陽性	3	6	9
トロポニンT陰性	12	79	91
計	15	85	100

　検査後確率を見ると，トロポニンTが陰性であっても，この男性が急性心筋梗塞である可能性は12/91＝0.128(12.8％)とほとんど検査前から下がっていないことがわかる．この男性と同じような患者では，トロポニンTが陰性であっても91人のうちの約12人(12.8％)は急性心筋梗塞である．このまま帰すのが危険であることは変わりがない．
　たとえ来院時にトロポニンT陰性であっても，ヤブ君はこの患者さんを入院させて，心電図とトロポニンTを含む心筋酵素を経時的にフォローアップしながら24時間は経過を見るべきであった(図4-21)．さらに，急性期インターベンションが可能な施設であれば，この時点で循環器専門医にコンサルトしたほうがよいだろう．
　北米にはrule out MI入院という経過観察目的の入院手順がある．これは，急性心筋梗塞が完全に除外診断しきれていないが，帰宅させるにはリスクが高

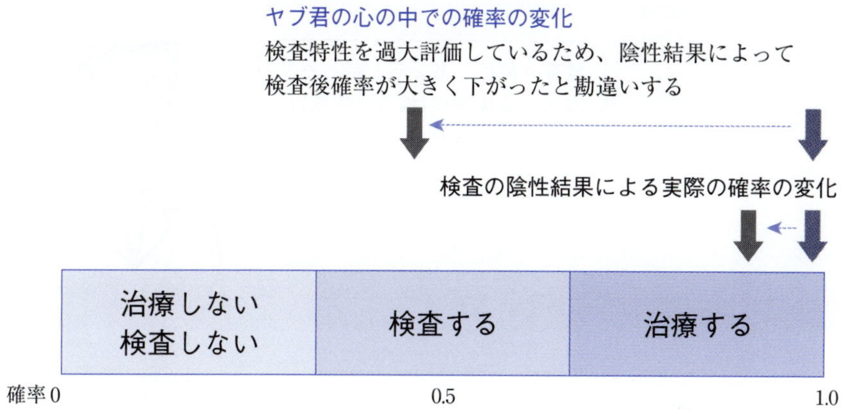

診断仮説の検証エラー

ヤブ君の心の中での確率の変化
検査特性を過大評価しているため、陰性結果によって
検査後確率が大きく下がったと勘違いする

検査の陰性結果による実際の確率の変化

| 治療しない 検査しない | 検査する | 治療する |

確率0　　　　　　　　　　0.5　　　　　　　　　　1.0

図4-21　検査結果の影響を過大に受ける

い患者を入院させて数時間おきに心電図と心筋酵素を検査しながら経過を見る手順である．24時間以上たっても，心電図に変化がなく，心筋酵素が陰性であれば急性心筋梗塞は除外できる．

検査前確率15%，感度93.5%，特異度67.9%を使用して2×2表を作ると，以下のようになる．

	急性心筋梗塞あり	急性心筋梗塞なし	計
トロポニンT陽性	14	27	41
トロポニンT陰性	1	58	59
計	15	85	100

24時間後にもトロポニンT陰性であれば，この男性が急性心筋梗塞である可能性は1/59 = 1.7%となり，除外診断しても安全なくらい低い確率となる．

> 検査が陰性．ちょっと待った!!
> 本当に事後確率（検査後確率）は下がっているか？

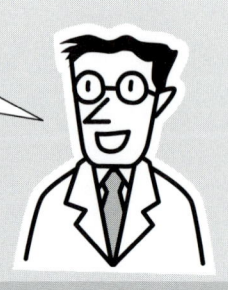

● 本当に事後確率は下がっているか？

● 診断仮説の検証エラー・その４
　検査陰性という結果だけで，検査後確率が十分下がりきっていないのに除外診断してしまう．
　検査は道具である．道具を使いこなすためには，道具の性能（検査特性）についてよく知らなければならない．

● 教訓
　検査をオーダーするときは検査特性について理解せよ．

5 事後確率（検査後確率）の解釈の誤り・その２

Case 4-14

　誤嚥性肺炎で入院治療中のヤブ君の受け持ち患者が下痢を発症した．
　脳梗塞の既往がある70歳の寝たきり女性で，肺炎に対してクリンダマイシンで治療していたところ，1週間ほどしてから悪臭のある水様性下痢が出現した．腹部膨満感と軽度の腹痛を伴う．
　身体所見では，38.0℃の発熱と腹部全体に軽度の圧痛が認められた．筋性防御，反跳痛はない．検査所見では，WBC 16,000，CRP 4.6 と軽度の炎症反応がある．
　胸部Ｘ線写真で，新しい肺炎像は認められない．便中 CD toxin は陰性であった．

抗菌薬を使用したという病歴があるため，ヤブ君は，*Clostridium difficile*（以下，*C. difficile*）腸炎を疑った．一応，便中のCD toxinを検査したが陰性であったので *C. difficile* 腸炎ではないと判断した．
　「X線写真では新しい肺炎像はないけれど，新しく不顕性誤嚥を起こして熱が出ているんだろうか」
　ヤブ君はクリンダマイシンに第3世代セフェムを追加して様子をみることにした．3日後になっても熱は下がらず，下痢は1日20回以上になり，患者の全身状態は徐々に悪くなってきた．
　デキ先生に相談するとCD toxinをもう1～2回繰り返すようアドバイスされた．便中CD toxinは，2回目が陰性，3回目が陽性であり，ヤブ君はあわててクリンダマイシンと第3世代セフェムを中止し，メトロニダゾールの経口投与を開始した．その後，発熱，下痢，腹部症状はゆっくり改善し，10日後に消失した．

除外診断は正しかったか

　ヤブ君は，便中CD toxin陰性の結果で *C. difficile* 腸炎を除外診断したが，これで正しかったのだろうか．
　CD toxinの感度は70～90%，特異度は99%である．
　この症例では，抗菌薬の使用歴があり，発熱，下痢，腹部症状がそろっているので，*C. difficile* 腸炎の検査前確率はかなり高いと推定できる．
　感度80%，特異度99%，検査前確率を90%として2×2表を作ってみると，以下のようになる．

	CD腸炎(＋)	CD腸炎(－)	計
CD toxin(＋)	72	0	72
CD toxin(－)	18	10	28
計	90	10	100

CD toxin 陰性の場合に，この患者が *C. difficile* 腸炎である確率は 18/28 = 0.65（65%）であり，あまり下がっていない．

ヤブ君は，1回の CD toxin 陰性の結果から *C. difficile* 腸炎の可能性は十分低くなったと勘違いして，それ以上検討することをやめてしまった．つまり，カードにある鑑別診断の一番上の疾患 A（ここでは *C. difficile* 腸炎）は否定されたとして，次の診断仮説 B（誤嚥性肺炎）の検討に移ってしまったのだが，実は一番可能性の高い診断仮説は除外されていなかったのである．

この症例（Case 4-14）も，前例（Case 4-13）と同じように検査特性についての知識が不十分であったため，1回の CD toxin 陰性の結果を過大評価し，まだ検査後確率が十分に下がりきらないのに *C. difficile* 腸炎を除外診断してしまい見逃しにつながった．

第4章のまとめ ②

診断仮説の検証の段階では以下のエラーが多い．

1．事前確率（検査前確率）の推定が曖昧
　事前確率の推定が曖昧であると検査結果に振り回されやすい．
（1）事前確率が非常に高いのに，陰性の検査結果に惑わされて診断仮説を否定してしまう．
（2）事前確率が非常に低いのに，陽性の検査結果に惑わされて混乱する．

2．事前確率（検査前確率）の見積もりの誤り
　一応，事前確率を推定しているが誤った推定をしている．誤った事前確率から出発するので事後確率の解釈も誤る．

3．事後確率（検査後確率）の解釈の誤り
　検査特性の知識不足により検査結果の影響を過大評価する．結果的に事後確率の解釈を誤る．

> コラム 4-5

[診断推論の訓練法・4]
診断を確率的に考える訓練を行う

　EBM や臨床疫学の確率の話には「計算をする」というイメージがつきまとう．この「計算をする」というイメージは，「試験のときだけ覚えておけばよいもの」「実際の臨床では役に立たないもの」という感覚をもたれる一因でもある．だが，診断を確率的に考えるということの意味は，細かい確率の計算ができるようになるのが真の目的なのではない．

　本当の目的を一言でいってしまえば，患者が疾患を持つ確率がどれくらいかを低・中・高の3ブロックとしてとらえ，情報を得た結果，その確率がブロックを移動するかどうかを理解するということである．

　これができるようになると，格段に診断の見通しがよくなるのが実感できる．「見通しがよくなる」とは，「ある条件（症状，リスク，身体所見，検査所見など）を患者さんが持っていたら次には何がくるのかを予測できるようになる」という意味である．また，診断だけでなく，ある条件において近い将来その患者さんにどのような出来事が起こりやすいかということも予想しやすくなる．

　臨床を確率的にとらえることができるようになると，総じて「見立てがよくなる」といえる．藪医者の定義の中に「見通しが悪い」ことがあった（→9頁）．診断を確率的に考える訓練を行うことは藪医者にならないための，あるいは藪医者から脱却するための第一歩である．

対立仮説の影響

1 複数の診断仮説

　ここまでは，診断仮説を検証するときに1つの診断仮説のみを考え，他の診断仮説（対立仮説）との絡みは考えなかった．ところが実際には，考えるべき鑑別診断のリストとして，

> ① 肺炎
> ② 胸膜炎
> ③ 肺塞栓

が挙がったときに，①，②でなければ③の可能性が高くなるというケースは非常に多い．このように，複数の診断仮説があり，そのうちの1つが確定または除外された場合，他の診断仮説の可能性が変化することがある[注4]．実際の診断推論では1つの診断仮説が確定・除外されたときには他の診断仮説への影響を考慮する必要がある．

> 肺炎でも胸膜炎でもない．
> だったら肺塞栓かも？

● 複数の診断仮説

注4）他の診断仮説に影響されないことを「診断仮説の独立性」と呼ぶ．

1) ある診断仮説が除外された結果，残りの診断仮説の可能性が高くなる場合

> **Case 4-15**
>
> 　60歳男性が，前日からの呼吸困難，咳を訴えて，救急外来を受診した．吸気時に刺すような胸痛が右前胸部に出現する．
> 　BP 130/80 mmHg, HR 100回/分, RR 22回/分, BT 37.9℃．意識清明でチアノーゼなし．胸部聴診上，異常肺音を聴取せず．その他の身体診察所見に異常を認めない．血栓・塞栓症の既往，家族歴はなく，胸部X線，心電図には異常認めず．Room airでSpO$_2$ 90%，ABGでPaO$_2$ 70 mmHg, PaCO$_2$ 38 mmHgであった．

　呼吸困難，胸膜痛があり，A-aDO$_2$(肺胞気動脈血酸素分圧較差)も開大している．鑑別診断として，肺炎，胸膜炎，肺塞栓を考えたとする．肺炎，胸膜炎は，胸部X線上の異常所見がないので除外される．この症例では，肺塞栓以外に症状を説明できる診断仮説はないので，肺塞栓の診断仮説を簡単に放棄してはいけない．換気血流シンチ，造影ヘリカルCT，D-ダイマーなど適切な検査を行って肺塞栓を除外・確定診断しなければならない．

2) ある診断仮説が確定した結果，残りの診断仮説の可能性が低くなる場合

> **Case 4-16**
>
> 　60歳男性が，前日からの呼吸困難，咳，痰を訴えて，救急外来を受診した．吸気時に刺すような胸痛が右前胸部に出現する．
> 　BP 130/80 mmHg, HR 100回/分, RR 22回/分, BT 37.9℃．意識清明でチアノーゼなし．胸部聴診上，異常肺音を聴取せず．その他の身体診察所見に異常を認めない．血栓・塞栓症の既往，家族歴はなく，心電図には異常認めず．Room airでSpO$_2$ 90%，ABGでPaO$_2$ 70 mmHg, PaCO$_2$ 38 mmHgであった．
> 　胸部X線で右上葉全体に広がる浸潤影を認めた．

Case 4-16 では肺塞栓の可能性はどれくらい高いだろうか．Case 4-15 と同じような症状，所見であるが，胸部 X 線上，右上葉に浸潤影があるのが大きな違いである．この症例は，肺炎と診断してよいだろう．肺塞栓以外に症状を説明できる診断仮説が明らかであるため，肺塞栓の検査前確率は低いと判断できる．この症例では，肺塞栓の検査を行うよりも，肺炎に対する抗菌薬治療を開始すべきである．

　この症例では，鑑別診断の候補として肺炎と肺塞栓をリストアップした．実は，患者から得られた症状，身体所見，検査結果には，直接肺塞栓の可能性を低くするものはない．しかし，実際には多くの臨床医は肺炎の可能性が高いので肺塞栓の可能性は低いと考えるだろう．つまり，対立する診断仮説の可能性が高いために，他の診断仮説が影響を受けるのである．

3) ある診断仮説が確定しても，残りの診断仮説の可能性は影響を受けない場合

Case 4-17

> 　55歳男性が，1カ月前からときどき肛門から出血するという訴えで受診した．1週間に数回，排便後に，鮮血様の赤い血液が便器に垂れるように肛門から出血する．排便時痛はなく排便習慣の変化もない．以前から，痔に悩まされており，今回も痔からの出血ではないかと思ったが，父親が大腸がんだったので心配になって来院した．

　ヤブ君が診察すると，大きな外痔核があり，いかにも出血しそうである．直腸指診をしてみたが，指の届く範囲に腫瘤は触れず，血液の付着も認めなかった．
　「だいぶ痔が悪いようですね．出血も痔からのようだし，あんまり心配しなくていいと思いますよ」
　ヤブ君は，痔の治療のために患者を肛門科に紹介した．数日後，肛門科の先生から大腸内視鏡をしたところ，S字結腸に潰瘍を伴う2cmくらいのがんが見つかったという報告があった．

頻度の高い疾患が同時に存在する場合

　ヤブ君は，痔を見つけたために肛門出血の原因を痔に求めてしまった．確かに，痔核は肛門出血の原因を説明し得る．痔核は肛門出血の原因として compatible かつ common な疾患である．実際，この患者は痔から出血していたのかもしれない．しかし，この患者はがん年齢であり，大腸がんの家族歴もあるため，大腸がんの検査前確率はそれなりに高いと考えられる．大腸がんも痔核も，それなりに頻度の高い疾患である．両方がたまたま同時に存在するということもしばしばある．

　したがって，片方があったから他方の可能性が大きく下がるということはない．今回の症例でいえば，痔核があったとしても大腸がんの可能性が下がるわけではない．適切な検査をして大腸がんの検査後確率を心配しなくてよいくらい低いレベルにまで下げて，大腸がんの診断仮説を除外しておかなければいけない．この患者に大腸内視鏡を施行するのは，「ついで」や「念のため」ではなく診断推論の本筋といえる思考プロセスの結果である．

> 診断仮説1：外痔核
> 診断仮説2：大腸がん

　この症例では，診断仮説1：外痔核が確定診断したとしても，診断仮説2：大腸がんの可能性が低くなるわけではない．診断仮説1と2がともに非常に珍しい病気（有病率が低い病気）であれば，片方が確定すればもう片方の可能性は無視できるくらい低くなると考えてよい．珍しい病気を偶然2つ同時に持つことは非常に稀であると考えられるためである．

　例えば，結節性多発動脈炎と筋萎縮性側索硬化症に同時に罹患するのは非常に起こりにくいことである．逆に，大腸がんと外痔核は，各々の有病率がかなり高い疾患であるため，1人の患者が同時に持っていることはそれほど稀ではない．

よって，この例では外痔核の診断が確定したからといって大腸がんの可能性は影響を受けない．大腸がんの可能性は不変のままである．したがって，検査をして大腸がんを除外しておくべきである．

4）ある診断仮説が確定した結果，残りの診断仮説の可能性も高くなる場合

Case 4-18

> 35歳男性．数日前から，排尿時痛，尿道の灼熱感，尿道からの膿様分泌物がある．
> ヤブ君が，尿道分泌物のグラム染色をしたところ，多数の白血球と白血球内のソラマメ型の細菌像が観察された．

尿道炎の2大原因微生物は，淋菌とクラミジアである．
「淋菌性尿道炎の治療はセフトリアキソンだったかな」
グラム染色で淋菌性尿道炎の診断をつけたヤブ君は，してやったりとセフトリアキソン125 mgを筋注して治療を行った．
1週間後に患者は症状が軽快しないといって再診した．クラミジアPCR分析を施行するとクラミジアが陽性であった．
実は，グラム染色で淋菌性尿道炎の診断がつけられるくらいデキる臨床医であれば，淋菌性尿道炎の診断が確定したら，クラミジアも一緒に治療するか，PCRを行ってクラミジアの混合感染がないことを確かめておくのが定石であることは先刻承知だろう．STD（sexually transmitted disease；性行為感染症）は，1つ感染することにより他のSTDが混合感染する可能性が高くなる感染症である．したがってSTDを1つ見つけたら，淋菌，クラミジア，トリコモナス，B型肝炎，HIVなど他のSTDがないかどうかを考える必要がある．
この例では，淋菌性尿道炎の確定診断がついても，クラミジア尿道炎の可能性は低くはならず，むしろ高くなっている．

上記のように，ある診断仮説が確定・除外された場合，他の仮説の可能性は① 低くなる，② 変化しない，③ 高くなる，の3通りがある．

2 対立仮説との関連による診断推論の失敗

1） 本来追求すべき診断仮説の無視

Case 4-19

53歳の男性が，急性の呼吸困難を訴えて救急外来から入院した．
30歳代で脳血栓の既往があり，その後，数回の失神発作のエピソードがある．
身体所見では，喘鳴，ラ音なし．頸静脈圧の上昇，心尖拍動の偏位，浮腫など心不全の所見もない．
血液ガスでは，pH 7.41，$PaCO_2$ 35 mmHg，PaO_2 70 mmHg，HCO_3^- 20 mEqと低酸素血症を認めた．
胸部X線上では肺に異常なく，心拡大を認めない．
ECGは頻脈以外に異常所見を認めなかった．

最初にヤブ君の頭に浮かんだ鑑別診断は，頻度が高くて緊急性のある疾患で，心不全，肺炎などの肺疾患による呼吸不全を考えた．しかしこれらの疾患は，身体所見と簡単な検査から可能性はなさそうに思われた．

原因不明の低酸素血症で$A-aDO_2$の開大があるので肺塞栓も一応鑑別診断として考えたが，ECG上，急性右心負荷所見がなく，心エコーでも右室負荷の所見が認められない．ヤブ君の病院では，換気血流シンチは施行できない．造影CTでは，肺動脈主幹部には塞栓はなさそうであったが，それより末梢の部分は読影できなかった．ヤブ君は，上記の所見から肺塞栓ではないだろうと判断し，肺血管造影は施行しなかった．

結局，よくわからないまま保存的に様子をみていたところ，低酸素血症は徐々に軽快した．後日，先輩の循環器専門医に頼んで冠動脈造影をしてもらったが，冠動脈に有意狭窄はなかった．

事前確率が高い疾患の除外診断は曖昧に済まさない

あとでヤブ君はこの症例についてデキ先生の意見を聞いてみた．
「やはり肺塞栓の可能性をもう少し確実に除外したほうがよかっただろうね．

血栓症らしい既往歴がある患者が，急性の原因不明の低酸素血症を発症していて，他に低酸素血症の原因を説明できる疾患が見当たらない．これだと肺塞栓の事前確率が非常に高くなるので，造影CTが陰性らしいというだけで除外できるかどうかが問題だね．それとたとえ冠動脈疾患があったとしても，心不全ではなかったのだから，この症例の低酸素血症を説明できないと思うよ．心カテは脇道というか，余分だろうな」

除外すべき診断仮説（肺塞栓）の追求を途中でやめて，曖昧なままに他の診断仮説（冠動脈疾患）を除外診断してお茶を濁してしまった．

肺塞栓は，見逃せば予後が悪く，抗凝固療法など適切な治療を行えば救命できる可能性がある疾患である．肺塞栓の可能性が高いのか低いのかをすばやく判断して，可能性が高ければ抗凝固療法を開始しなければならない．この症例では，たとえ冠動脈疾患の存在が確定しても，肺塞栓の可能性が低くなるわけではない．わざわざ侵襲的な心カテ検査を行って除外する価値はない．それよりも，肺塞栓をしっかり除外診断すべきである．

● 対立仮説に関する推論エラー・その1
本来は一番重要で除外診断しなければいけない診断仮説が除外しにくいので，除外しやすい対立仮説の追求に走って問題解決した気分になってしまう（本来追求すべき診断仮説の無視）．

● 教訓
除外診断すべき診断仮説はいいかげんにせず，検査後確率がきちんと下がるまで追求して除外しなければならない．

2) 対立診断仮説の確定による誤解・その1

Case 4-20

86歳女性が，老健施設から搬送されてきた．脳梗塞の既往があり寝たきりで，尿路カテーテルが留置されている．前日から発熱があり，頭痛を訴えていたが，本日になって意識レベルが低下したらしい．前日までは寝たきりではあったが，意識ははっきりしていたという．

BP 111/72 mmHg, HR 98回/分, RR 22回/分, BT 38.8℃．意識は，JCS2-20，呼びかけには反応せず，尿路カテーテルを引っ張ったり，ベッド上でごそごそとしている．不穏な行動がみられる．

頸部硬直，Kernig徴候など髄膜刺激徴候は認めず．右片麻痺以外に神経学的異常は認めず．

検尿では，尿中白血球が100以上/1視野と膿尿の所見が見られた．

「バルーンが入っているし，膿尿もあるし，発熱の原因は尿路感染症だな」

ヤブ君は，意識障害については，高齢者の熱せん妄だろうと軽く考え，尿路感染症の治療をして熱が下がれば意識状態は元に戻るだろうと抗菌薬を開始し，解熱剤を投与した．その日の夕方になって患者は解熱したが，意識状態はさらに悪くなり昏睡となった．さすがに不安になったヤブ君が腰椎穿刺・髄液検査をしたところ，グラム染色でグラム陰性桿菌が認められた．あわてて抗菌薬を髄液移行のよいセフォタキシムに切り替えたが，患者は昏睡状態のまま3日後に死亡した．後日の髄液培養からは *Klebsiella pneumoniae* が培養された．

「発熱＋意識障害」で考えなくてはならないこと

デキ先生「発熱＋意識障害の組み合わせは，否定されるまでは細菌性髄膜炎として扱えというclinical pearlがあるね（→70頁）．確かに，高齢者では，発熱したときにせん妄状態になって可逆性に意識が悪くなることがあるけれど，この症例の場合は，細菌性髄膜炎を除外診断しなければならない．尿路感染症があったとしても細菌性髄膜炎でないとはいえないのだから」

発熱＋意識障害のある患者では，細菌性髄膜炎が最も優先順位の高い重要な

診断仮説である．細菌性髄膜炎は，内科的緊急症であり，文字通り1分1秒の治療開始の遅れが死亡や重篤な神経学的後遺症の残存につながるからである．意識障害の鑑別診断として髄膜炎は必ず考慮しておき，ある程度以上の可能性があれば，速やかに髄液検査を行って除外診断しなければならない．

ヤブ君は，尿路感染症という発熱の原因となり得る疾患を見つけてしまったため，意識障害を軽視し，熱せん妄という少しこじつけた理由づけをして，本来優先順位の高い細菌性髄膜炎の診断仮説を無視してしまった．

なお，急性細菌性髄膜炎における頸部硬直の感度は59％，特異度は94％と報告されている．したがって，頸部硬直が認められれば，髄膜炎とほぼ診断可能であるのに対し，ないからといって除外はできない．髄液検査により確実に除外する必要がある．

● 対立仮説に関連する推論エラー・その2
　除外しなければいけない重要な診断仮説以外の別の仮説が確定してしまったため，それにつられて一番重要な診断仮説を除外した（可能性が低くなった）と思い込む（対立診断仮説の確定による誤解）．

● 教訓
　別の診断仮説が確定した場合に，本来除外診断すべき診断仮説の可能性が下がるのかを考えてみる．

3）対立診断仮説の確定による誤解・その2

Case 4-21　胆石と腹痛

80歳男性が，急激に発症した腹痛を訴えて来院した．
腹痛の既往はない．脂っこいものを食べたあとに，腹痛が出現するという病歴もない．
身体所見では，BP 120/80 mmHg，HR 110回/分不整．
腹部所見では，腹部全体に自発痛が著明だが，圧痛，反跳圧痛，筋性防御は明らかではない．腹部エコーでは胆嚢内に胆石が認められた．
ECGでは心房細動が認められた．

ヤブ君は，胆石があるのだから，胆石発作か，胆嚢炎だろうと考えて，抗菌薬とブスコパン®の指示を出し，朝まで様子を見ることにした．
翌朝，回診したときには患者の血圧は低下し，腹部には筋性防御が明らかで，下血が認められた．患者は急性腹症の診断で緊急手術となった．術中所見は，上腸間膜動脈閉塞による小腸壊死であった．

リスクを念頭に真犯人を追求する

ヤブ君は胆石症という腹痛の原因となり得る疾患を見つけたため，それ以上他の診断仮説を追求するのをやめてしまった．だが，胆石症による腹痛としては，典型的でない点が多い．先行する食後の腹痛がなく，腹部全体に痛みがあり，痛みが激しいわりに腹部の身体所見に明らかな異常はない．

無症候性胆石は有病率が高い疾患であり，他の原因で腹痛を訴えている患者に偶然発見されることは多い．こうしたケースで腹痛の原因を安易に胆石のせいにすると手痛い失敗をすることがある．

この患者には心房細動があり，血栓塞栓症のリスクがある．この症例では，重要な対立診断仮説として腸間膜動脈塞栓症を考えなければならない．胆石が発見されたとしても，腸間膜動脈塞栓症の可能性は低くはならない．

胆石が犯人であるという確信がなければ，他に真犯人がいないか常に注意する必要がある．

> 第4章のまとめ③

　ある診断仮説が確定・除外された場合，他の仮説の可能性には以下の3通りの場合がある．
(1) 低くなる．
(2) 変化しない．
(3) 高くなる．

対立仮説に関連する推論エラーの実例として以下がある．
(1) 本来追求すべき診断仮説の無視
(2) 対立診断仮説の確定による誤解

文献
1) Diamond G.A.：A clinically relevant classification of chest discomfort. J Am Coll Cardiol 1：574-575, 1983
2) Whooley M.A., Avins A.L., Miranda J., et al：Case-finding instruments for depression；Two questions are as good as many. J Gen Intern Med 12：439-445, 1997
3) Smith A.F.：Diagnostic value of serum-creatinine-kinase in a coronary care unit. Lancet 2：178, 1967
4) Goldman L., Cook E.F., Brand D.A., et al：A computer protocol to predict myocardial infarction in emergency department patients with chest pain. N Engl J Med 318(13)：797-803, 1988
5) Seino Y., Ogata K., Takano T., et al：Use of a whole blood rapid panel test for heart-type fatty acid-binding protein in patients with acute chest pain；Comparison with rapid troponin T and myoglobin tests. Am J Med 115(3)：185-190, 2003

コラム 4-6

独り言 ── 臨床疫学的思考を学んで

　臨床疫学を用いた考え方を知ることで大きく変わったことは，考えが明確になり客観性を得たことだ．それまでは臨床上の問題に突き当たったときも，何に悩んでいるのかさえわからず，何も見えない霧の中で漠然と時を過ごしていた．その不安を解消するために多くの不必要な検査を行い，時間やコストを浪費し，患者さんに負担をかけていたことは否めない．

　今では大きな診断や治療の枠組みを想定しながら動けるようになったことで，悩んだときにも，その中のどこでどのように引っかかっているのかを客観的に見直すことができる．もちろん実際の臨床では，答えが出ない（あるいはない）ことも多いが，それが自分の勉強や知識の不足なのか，あるいは研究やデータの不足なのかを，ある程度確実につかみとれるようになった．

　さらに決断の妥当性について自分なりに，あるいは他の医師と論理的に検討し，学習できるようになったことも大きい．臨床的アウトカムそのものが大きく変わったとは思わないが，少なくとも無駄が減って，学習能力が上がった．

　実地の部分では，患者さんへの説明が上達し，さらに精神・心理的側面への配慮に力を割けるようになった．自分の中に確実な枠組みがあり，かつ思考過程が明確に認識できていると，より具体的にわかりやすく病状や方針を説明できる．検査のオーダーに時間をとられず，その分説明に時間がかけられることもあり，以前より患者さんの満足を得られている（と思う…）．

　また，以前は身体的に説明のつかない症状に出合ったり一度に多くの症状を訴えられたりすると，いらいらしたり，混乱して検査をたくさん行ったり，ひどいときには"さじを投げてしまう"ことだってあった．しかし，今ではこんな場合でも，身体疾患の可能性は低く，精神・心理的問題である可能性が高いことを説明し，支援していくことを再保証することで対処していけるようになっ

た．まあ確かに，こういう患者さんを診るには長い時間がいるので，なかなかちゃんと診ていくことは難しい．しかし，少なくとも自分の診療の幅は大きく広がったかなと思う．

（島田利彦）

第5章

異なる診断推論アプローチ

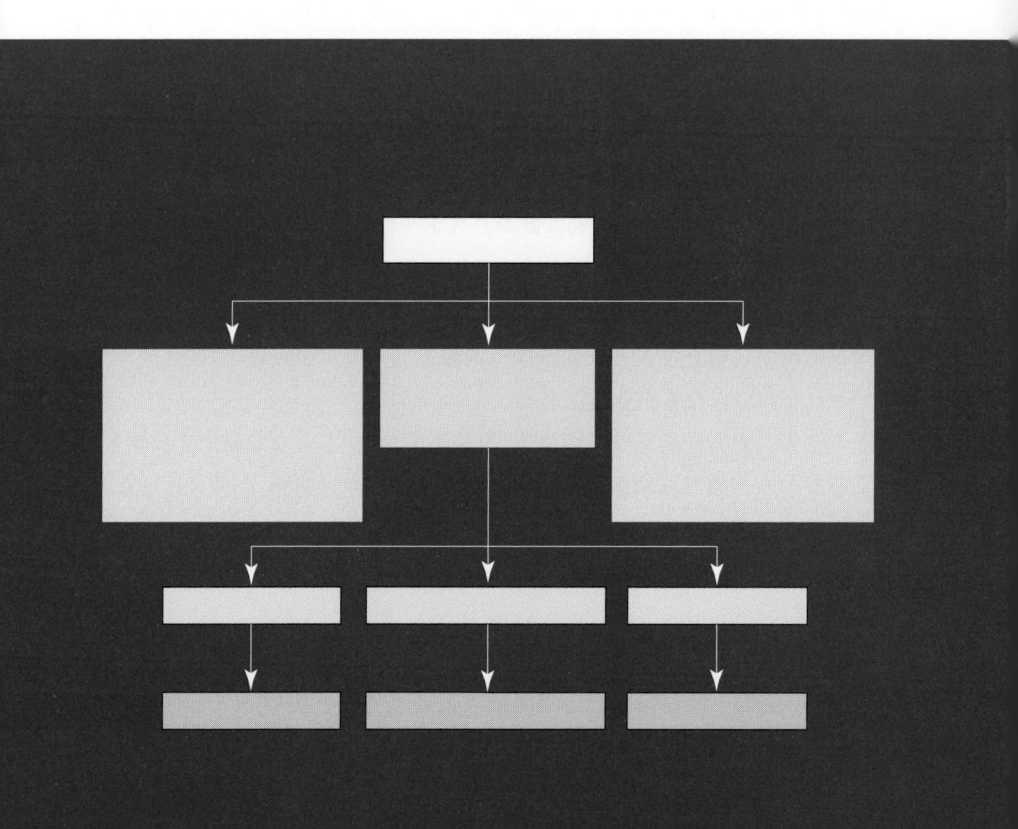

第5章　異なる診断推論アプローチ

　診断推論の考え方にはいろいろある．ここではさまざまな診断推論の考え方についてまとめてみよう．
　以下にさまざまな診断推論のアプローチ法を示す．

> 1. 仮説演繹法　　3. アルゴリズム法
> 2. 徹底的検討法　4. パターン認識

1 可能性の高い鑑別診断を重点的に考える方法 ── 仮説演繹法

　仮説演繹法は，1〜4章までで説明してきた方法である．まず，鑑別診断のリスト（カード）を作り，次に各々の鑑別診断の候補について可能性を吟味していく診断推論のやり方である．もう少し詳しくまとめると以下のようになる．
1) 患者の訴えを聞き，clinical problem が何であるかを特定する．
2) Clinical problem に対応する鑑別診断の候補を，可能性の高そうなものから3〜5個くらい挙げて鑑別診断のリストを作る．
3) 鑑別疾患のリストに挙がった各々の鑑別疾患（診断仮説）の事前確率（検査前確率）を推定する．
4) 検査前確率に検査特性と検査結果の情報を加えて，事後確率（検査後確率）がどれくらいになるかを判定する．
5) その結果，患者が疾患を持つ確率（事後確率）が，さらなる検索を放棄してよいレベル（検査閾値）まで引き下げられれば除外診断 rule out となり，治療閾値以上にまで引き上げられれば確定診断 rule in となる．

　臨床疫学とEBMの創始者の1人Sacketは，このような診断推論のやり方を仮説演繹法（hypothetico-deductive method）と呼んだ[1]．
　仮説演繹法による診断推論のゴールは，何らかの臨床情報を得ることによって，患者が疾病を持つ確率を治療閾値以上にまで引き上げること（確定診断 rule in），あるいは，さらなる検索を放棄してよいレベルまで引き下げること

（除外診断 rule out）である．決して，患者がある疾患を確実に持つ（100％），確実に持たない（0％）ことを証明することではない．

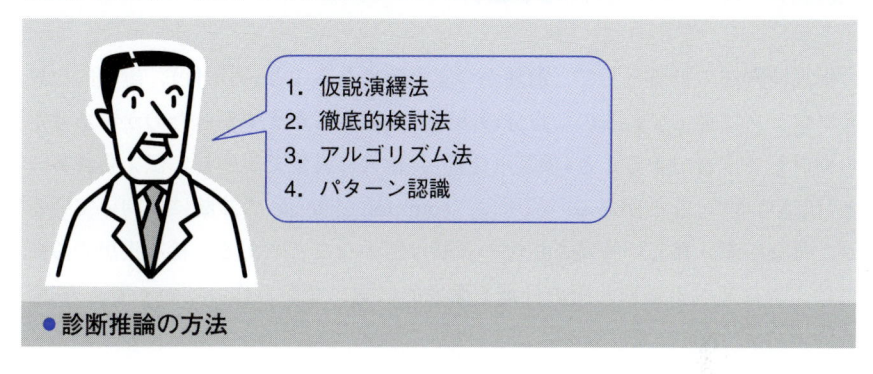

> 1. 仮説演繹法
> 2. 徹底的検討法
> 3. アルゴリズム法
> 4. パターン認識

● 診断推論の方法

経験を積んだ医師の診断推論

　経験を積んだ医師の診断推論は，仮説演繹法に合致しているように見える．医師はまず，鑑別診断の仮説を形成する．新しく得られた臨床情報とこの診断仮説を照らし合わせて評価し，仮説の確からしさの可能性を修正する．この思考作業は，医師が自信を持って治療を開始できると判断できる程度まで仮説が確かになるか（確定診断 rule in），もはや仮説を考える必要がないと判断できる程度に仮説が否定的になるまで続けられる（除外診断 rule out）．

　仮説演繹法による診断推論を行うことにより，診断に関する認識を変化させる情報はすべて検査の一種と解釈することができる．すなわち，病歴と身体診察も，統一的に扱うことができるようになる．

　仮説演繹法では，鑑別診断のリストをあまり大きなものにしないで，臨床状況にあわせて，可能性の高そうなもの3～5個くらいに絞り込んで想起していくのが特徴である．このためには，あまりに可能性が低く自分の患者にあてはまりそうにない疾患や稀な疾患は，最初から鑑別診断の候補に挙げずリストには入れないようにする．鑑別診断の候補を少数に絞ることのメリットは大きい．たくさんの病気を想起しなければと努力する精神的につらい作業を行わなくて済む．

仮説演繹法の長所と短所

　仮説演繹法の長所として，簡便かつ実際的であること(実用性)，論理的な思考プロセスに従っているので自分の診断推論のどこがまずかったのかをあとから検討して学習できること(検証可能性)，他人に言葉で説明して伝えられること(伝達可能性)などがある．短所は，common diseaseの診断には向いているが，稀な疾患，難しい複雑な症例の診断は苦手なことである．稀な疾患の診断には，次に述べる鑑別診断の候補を徹底的に調べながら作っていく考え方(徹底的検討法)が向いている．

2　鑑別診断を系統的に徹底的に考える方法 ── 徹底的検討法

　診断推論の考え方の1つとして，clinical problemから鑑別診断のリストを作るときに，何らかの分類基準に従って系統的に網羅するように鑑別診断を挙げてリストを作る方法がある．全体の考え方の枠組みは仮説演繹法と同じであるが，この方法では系統的に分類しながら鑑別診断を細かくたくさん挙げていく．系統的な分類の仕方は，by systemという分類の仕方がよく用いられる．
　By systemとは，循環器，呼吸器，腎・泌尿器，感染症，腫瘍・血液…など系統別に，要するになるべくもれのないように徹底的に鑑別診断のリストを作っていく方法である．系統的にもれなく想起するための工夫はいろいろある．例えば，「VINDICATE !!! + P」など，医学生がじっくり時間をかけて鑑別診断を勉強するときには役に立つ(表5-1)．鑑別診断のリストを作ったあとに各々の鑑別診断の候補について可能性を吟味していくのは，仮説演繹法と同じである．Sackketは，この方法を徹底的検討法と呼んだ．
　仮説演繹法では症例の臨床的状況を考慮に入れて対象を絞った鑑別診断仮説のリストを作成するのに対して，徹底的検討法では，鑑別診断のリストを作成する際に可能性のあるすべての疾患を網羅するような大きなリストを作成する点が異なる．

表5-1　VINDICATE !!! ＋P

V：vascular（血管系）
I：infection（感染症）
N：neoplasm（良性・悪性新生物）
D：degenerative（変性疾患）
I：intoxication（薬物・毒物中毒）
C：congenital（先天性）
A：auto-immune（自己免疫・膠原病）
T：trauma（外傷）
E：endocrinopathy（内分泌系）
!：iatrogenic（医原性）
!：idiopathic（突発性）
!：inheritance（遺伝性）
P：psychogenic（精神・心因性）

Case 5-1

20歳男性．今朝から左前胸痛が出現した．深呼吸すると痛みが誘発される．体動時の息苦しさが持続している．生来健康で，冠動脈疾患のリスクファクターはない．

標準的な内科のテキストをみれば，網羅的な鑑別診断のリストが見つかるはずである．この症例の clinical problem を「胸痛」として鑑別診断を「ハリソン」[2]の症候の部分で探すと，表5-2に挙げた疾患がリストアップされる．

カードでいえば「死にカード」

これだけ網羅的に鑑別診断を挙げれば，何かを見落としているという不安からは逃れられるかもしれないが，臨床の現場で実際に使うにはあまり役に立たない．医学生が勉強のために行うにはよいが，鑑別診断の候補の数が多すぎて，除外診断していくのに時間と手間がかかる．前述のようにヒトの脳が一時に扱

表5-2 胸痛・胸部不快感の鑑別診断

1. 循環器疾患
   虚血性心疾患（狭心症，不安定狭心症，心筋梗塞，SyndromeX），大動脈狭窄症，肥大型心筋症，心外膜炎．
2. 血管系疾患
   解離性大動脈瘤，胸部大動脈瘤，肺塞栓，肺高血圧症．
3. 呼吸器疾患
   胸膜炎，肺炎，気管支炎，気胸，肺腫瘍，縦隔炎，縦隔腫瘍．
4. 消化器疾患
   胃食道逆流症（GERD），食道閉塞，食道スパスム，食道破裂，Mallory－Weiss症候群，胆道系疾患，膵炎，消化性腫瘍．
5. 筋骨格系疾患
   頸椎疾患，肩・脊椎の関節炎，胸壁由来の胸痛（肋軟骨炎，Tietze症候群），帯状疱疹．
6. 精神科疾患
   うつ病，パニック障害，身体化障害．

える情報の数はそれほど多くないからである（→20頁）．

　表5-2は，カードでいえば非常に大きな「死にカード」だといえる．現実にもこれだけの疾患を思い浮かべて1つずつ鑑別をしている臨床医はいないだろう．さらに，この鑑別診断のリストには，虚血性心疾患などの非常にcommonな疾患と，縦隔炎のような非常に稀な疾患が同列に並んでいる．また，見落としたら死ぬかもしれない疾患（解離性大動脈瘤）と絶対に死ぬことのない疾患（身体化障害）が同じ重みづけで並んでいる．この点からも臨床の現場では日常的には使いにくい．

　徹底的検討法は，この事例のように1つのclinical problemしか持たないような単純な症例で鑑別診断のリストを作る場合には，実用的ではなく向いていない．向いているのはclinical problemが複数あって錯綜しているような難しい症例，珍しい疾患の診断や鑑別診断の勉強に使う場合である．場合によって使い分けなければいけない．

3 アルゴリズムを使う方法—アルゴリズム法

特定の clinical problem に対する診断手順(アルゴリズム)をあらかじめ作成しておき，yes, no で答えられる二分岐，または多分岐の質問に答えることに

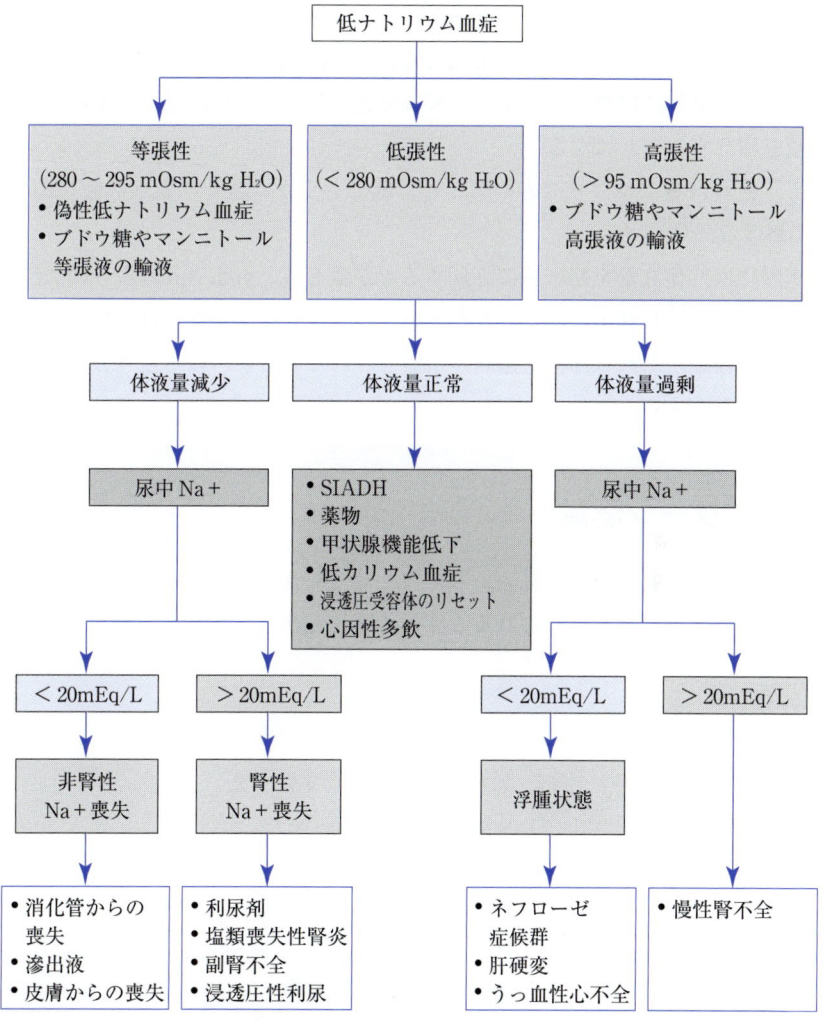

```
                        低ナトリウム血症
         ┌──────────────────┼──────────────────┐
    等張性                 低張性                高張性
 (280〜295 mOsm/kg H₂O)  (＜280 mOsm/kg H₂O)  (＞95 mOsm/kg H₂O)
 ・偽性低ナトリウム血症                          ・ブドウ糖やマンニトール
 ・ブドウ糖やマンニトール                          高張液の輸液
   等張液の輸液
                            │
         ┌──────────────────┼──────────────────┐
      体液量減少           体液量正常           体液量過剰
         │                   │                   │
      尿中Na⁺         ・SIADH                  尿中Na⁺
                     ・薬物
                     ・甲状腺機能低下
                     ・低カリウム血症
                     ・浸透圧受容体のリセット
                     ・心因性多飲
    ┌─────┴─────┐                         ┌─────┴─────┐
  ＜20mEq/L  ＞20mEq/L                  ＜20mEq/L   ＞20mEq/L
    │          │                          │           │
  非腎性      腎性                       浮腫状態
  Na⁺喪失    Na⁺喪失
    │          │                          │           │
 ・消化管からの ・利尿剤                 ・ネフローゼ  ・慢性腎不全
   喪失       ・塩類喪失性腎炎            症候群
 ・滲出液     ・副腎不全                 ・肝硬変
 ・皮膚からの喪失・浸透圧性利尿           ・うっ血性心不全
```

図 5-1　低ナトリウム血症の鑑別診断

よって可能性の高い診断にたどりつく診断法である．

　アルゴリズムによる診断法は，限定された状況で限定された疾患に対応するには非常に有効である．また，短時間で診断にたどりつけるので，ゆっくり考えている暇のない救急医療の現場などで使用しやすいのが利点である．ただし，比較的狭い範囲の鑑別診断に向いており，幅広い疾患を対象とするのは苦手である．また，最悪の結果を回避することを主目的としているため，無駄が多いという弱点もある．他の考え方と同じく，clinical problem の把握が間違っていれば，結果的に間違ったアルゴリズムを選択してしまい，見当はずれの診断手順を施行することになる．

　よく使われるアルゴリズムの例として低ナトリウム血症の鑑別診断を図5-1 に挙げる．

　実際には，体液量を臨床的に評価するのが難しく，yes, no のようにクリアカットには答えられずに悩むことが多い．起立性低血圧があれば，体液量減少の指標，浮腫があれば体液量過剰の指標とされているが，はっきり分類できない症例は存在する．

4 パターン認識

　ここまでで説明した診断推論の考え方とは全く異なる枠組みの診断のやり方もある．パターン認識と呼ばれる直感的診断法である．

Case 5-2

　57歳男性．発熱，下痢，水疱様皮疹のため来院した．
　既往歴としてB型肝炎による肝硬変がある．
　受診2日前の夕食にマグロ丼を食べ，3時間後に39℃の発熱が出現した．翌日朝から，腹痛，嘔吐，水様性下痢と水疱様皮疹が出現した．
　来院時，BP 117/77 mmHg，HR 91 回/分，RR 16 回/分．BT 38.7℃．
　右肘部，両足背，左肩に皮下出血，発赤を伴う腫脹が見られ，右肘部，左肩の皮膚病変には2～3cm大の水疱を伴っていた．

ヤブ君は新患カンファランスに参加してプレゼンテーションを聞いていた．

ここまで聞いてデキ先生はすでに診断がついたようだった．見回すと他にもフンフンとうなずいて何だかわかっているように見える人が何人かいた．

「どうしてわかるんだろう」

この疾患の特徴的なパターンを知っている人には，これだけの情報で見当がつくはずである．読者の皆さんはこの症例の診断が何だかわかっただろうか．

同じようにプレゼンテーションを聞いていても，さっぱりわからないヤブ君は不思議に思いデキ先生に聞いてみた．

「肝硬変の病歴，海産物の生食，発熱，皮膚病変という特徴的な症状がそろっているから，*Vibrio vulnificus* 感染症が疑わしいね．どうしてわかるかと聞かれると説明しにくいな．知っているからわかるとしかいいようがないなあ．

この病院の皆がわかるのは，去年，何例かこの病気を経験して疾患のパターンを覚えたからだと思うよ．*V. vulnificus* 感染症について全く知らず，1 例も経験がなくて，本で読んだこともなければ診断は難しいだろうね」

カンファランスでは，*V. vulnificus* 感染症の仮診断でエンピリカルな抗菌薬投与を続けるという決定がなされた．患者は解熱し，皮膚病変も快方に向かった．その後，入院時の血液培養から *V. vulnificus* が同定され，診断が確定した．

Case 5-3

> 81 歳男性が，肺炎の治療を目的に紹介入院してきた．
> 数日前から，38℃の発熱があり，近医を受診して胸部 X 線を撮ったところ，右下肺野に陰影を指摘され肺炎といわれた．咳，痰はなく，腹痛もない．

ヤブ君は，「呼吸器症状がほとんどないし，少し変だな．でも X 線で肺に陰影があるし，肺炎だろうな」と考えつつ，肺炎に対して抗菌薬を使用することにした．

患者を診察して，胸部X線写真を見たデキ先生が言い出した．

デキ先生「腹腔内病変が気になるな．腹部エコーをとろう」
ヤブ君　「でも，腹痛もないし，腹部所見もないですよ」

　腹部エコーでは，胆嚢は腸管ガスのためよく見えなかったが，検者の印象では，急性胆嚢炎らしくないというコメントであった．いつもはあまり検査に固執しないデキ先生が今回はしつこかった．
「腹部CTをとろう」
　腹部CTで，胆嚢腫脹，胆嚢壁肥厚，胆石，胆嚢周囲の液体貯留が認められ，急性胆嚢炎の診断が下された．胆嚢ドレナージ，または，早期手術の適応ありということで外科へ転科となった．

胸部X線写真を見ての直感

ヤブ君　「まるで，最初からお腹の中に何かあるとわかっていたみたいですね．どうしてわかったんですか」
デキ先生「研修医のときに同じような胆嚢炎から胸部に異常陰影が出た症例を1例だけ経験したことがあるんだ．その症例の胸部X線写真と所見が似ていたから，気になって胆嚢炎を除外しなければいけないと思った．
　　　　強いて言葉で説明しようとすれば，板状無気肺と少量の胸水がX線の所見で，肺炎として典型的でないのがおかしいと感じた理由だけれど，これはあとづけの理屈で，その場で論理的にそう考えたわけじゃない．まあ，胸部X線写真を見たときの直感かな」
デキ先生は続けた．
デキ先生「研修医のときは，もちろん胆嚢炎だとはすぐにわからずに，胸水の鑑別診断をしながら確定診断にたどりついた．胸水穿刺をして，滲出液だというのがわかり，胸部CTをとり，胸水の培養を行ってずいぶん回り道をしながら，結局，滲出性胸水をきたす疾患を調べ

ていったら腹腔内感染症でも胸水は出現すると書かれた文献を見つけたんだ．腹部CTをとってから胆嚢炎の診断がついた．診断までに1週間以上もかかって，なぜもっと早くコンサルトしないかと外科の先生に怒られたけどね」

> わかる人にはすぐにわかるが，わからない人には全然わからない．

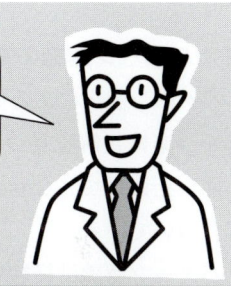

●パターン認識

1） パターン認識とは何か

　これらの例は，パターン認識による直感的診断方法の典型的な例である．パターン認識とは，患者の特徴を今までに学んだ疾患の臨床像（パターン）に対応させて瞬間的に認識する診断方法である．パターン認識では，患者の様子を一見して，パーキンソン症候群である，Basedow病であるなどと，瞬時にしてわかってしまう．患者の外見が何となく重症そうであるとか，急性心筋梗塞らしい胸痛であると直感するのも，その一種である．

　診断推論プロセスの中では，診断仮説を形成するステップで患者からいくつかの鍵となる特徴ある症状，所見をつかみとって，鑑別診断の候補を思い起こして診断仮説を作るのに，パターン認識がしばしば利用される．

自らの中にパターンが形成されているか

　パターン認識は，直感的な診断法で理屈はない．診断できるかどうかは，自分の中にパターンが形成されているかどうかで決まる．パターンを修得している人にはあれこれ考える努力をしなくてもわかるが，自分の中にパターンを形成していない人には全くわからないという結果になりがちである．医師が自分

の中にパターンを形成して認識できるようになるまでには，多くの症例を経験する必要がある．逆にいえば，多数の症例を経験することによりパターンは自然に形成されるが，教育によって効率よく行えるものではない．「習うより慣れよ」とはまさにパターンの修得法を形容した表現である．

(1) パターン認識の長所

　パターン認識による直感的診断は，経験を積んだ臨床医にとっては正確，迅速かつ楽に正解を見つけられる方法である．デキ先生は Case 5-2 では病歴を聞いただけで，Case 5-3 では胸部 X 線写真を見ただけで正しい診断にたどりついている．

　パターン認識は経験のある医師がよく知っている分野の病気，臨床経験の多い病気を診断するのには非常に実用的な診断法である．したがって，臨床医はある程度経験を積むとパターン認識による直感的診断を多用するようになる．

　パターン認識による診断は，的に当たれば非常に効率よく診断できる．研修医時代のデキ先生が診断仮説を形成していろいろな検査をしながら1つずつ吟味していく方法で，急性胆嚢炎と診断するまでに1週間以上かかったのに対し，2例目の Case 5-3 ではパターン認識ができていたため，1日で確定診断に至っている．このようにパターン認識による直感的診断では，診断仮説を形成し，1つひとつ吟味していくプロセスを飛ばしてショートカットできるので，診断にかかるコストが安く，患者さんを検査の侵襲にさらすことが少なくて済むという利点がある．

(2) パターン認識の短所

　パターン認識による診断の最大の短所は，経験したことのない疾患は自分の中にパターンがなく診断できないことである．例えば Case 5-2 のように，*V. vulnificus* 感染症について知らない医師には，この疾患を思いつくことは難しいだろう．

　さらにパターン認識は，診断した本人もどうしてその診断にたどりついたのかわからないことが多い．診断プロセスを他人に説明しようとしてもうまく伝わらないので，教育しにくい．Case 5-3 でヤブ君が，デキ先生の診断推論に

納得できて，自分も同じように診断できるようになったかは疑問である．
　加えて次のような落とし穴にはまりやすい弱点もある．

Case 5-4

25歳女性が，発熱，右下腹部痛，下痢を訴えている．
　4日前から37℃台の微熱が出現．翌日には，39〜40℃に熱が上昇し，右下腹部痛，下痢（4〜5回/日）が出現した．この日は，右下腹部痛がひどくなり，歩くと響いて痛いため来院した．
　身体所見では，右下腹部に圧痛が強いが，McBurney点からは少し上にずれている．圧痛の範囲は広いが，反跳圧痛，筋性防御はない．右下腹部痛に先行する心窩部痛はなかった．

「虫垂炎だと思います．早くオペしてくださいよ」といって騒いでいたヤブ君はデキ先生にたしなめられた．

デキ先生「虫垂炎にしては，いま1つ経過が典型的じゃないから，腹部エコーをとって確かめよう．もし，虫垂炎の所見があればオペを考えるけど」
ヤブ君　「でもこの前の症例は，身体所見だけでオペに踏み切りましたよね」
デキ先生「それは，この間の症例は，前日に心窩部痛と嘔気があってそのあとに痛みがだんだん右下腹部痛に限局してきて右下腹部の所見もはっきりしてきたという病歴で，身体所見も虫垂炎として典型的だったからだよ．この症例では，下痢がひどく，熱が高いし，腹部所見も虫垂炎とは少し合わないような感じがするから，いきなり虫垂炎と決めつけないほうがいいよ」

　腹部エコーでは，虫垂は描出されず，虫垂炎の確定診断はなされなかった．
　手術はせずに抗菌薬を使用しながら様子を見ることになった．2〜3日後に，腹部症状は軽快し解熱した．便培養から *Campylobacter jejuni* が培養され，*Campylobacter* 腸炎による症状であったと判断された．

「何か違う」という感覚を大事にしよう

　虫垂炎を何回も繰り返してみるうちに，患者をみて「これは虫垂炎だ」と直感的にわかるようになる．これがパターンである．自分の中にパターンが形成されると，症例を見たときに「似ているがいつものこの病気とは何かが違う」という感覚を持つかもしれない．この「何かが違う」という感覚を大事にしよう．もし患者の症状にはいつもの虫垂炎と異なった何かがあると感じたら，この違和感を大事にして，どこに違和感を覚えるのかを追求しなければならない．

　例えば Case 5-4 の「下痢がひどい」「熱が高い」「圧痛の範囲が広く，McBurney 点から少しずれている」などは，虫垂炎のパターンに完全には一致しないだろう．この違和感を無視してしまうと簡単に診断エラーにつながる．

Case 5-5

　20歳女性が発熱，顔面の皮疹，関節痛を訴えている．
　約10日前に顔面の皮疹が出現した．3日前から 37〜38℃の発熱があり，受診当日は 39℃まで熱が上昇したので来院した．
　顔面には両頬部を中心に紅斑様の皮疹が認められた．両側の手，肘，膝，足の関節痛があるが，関節腫脹は見られなかった．最近，発熱した人と接触した病歴はなかった．
　WBC 2,600, RBC 384, Hb 9.9, Plt 9.2, 異型リンパ球 3%.

　「発熱，関節痛と顔面の紅斑に加えて，汎血球減少があり，異型リンパ球が出ている．成人のヒトパルボウイルス B19 感染症に違いない」

　ヤブ君は，ヒトパルボウイルス B19 抗体 IgM と IgG をオーダーし，鎮痛解熱薬（アセトアミノフェン）を処方した．症状は 1〜2 週間の経過で自然軽快することを患者に説明した．

> **Case 5-5 ▶ つづき①**
>
> 2週間後に患者は再診したが，発熱が持続し顔面の皮疹も軽快しないと訴えた．
> ヒトパルボウイルス B19 抗体の結果は，IgM 陰性，IgG 陽性と既感染パターンであった．

「この皮疹は顔面紅斑じゃないか」

突然思い当たったヤブ君が SLE のスクリーニングをしてみると，抗核抗体320 倍，抗 DNA 抗体(抗 SS)>800(0〜24)，DNA 抗体(抗 DS)>400 倍(0〜11)と強陽性であった．発熱，関節痛，蝶形紅斑，汎血球減少と抗核抗体，抗 DNA 抗体が強陽性であり，SLE の診断はほぼ確定的となった．

強烈な印象を受けた症例や最近経験した症例に引きずられやすい

この症例では，発熱，皮疹，多関節痛があるので鑑別診断として

> ① ヒトパルボウイルス B19 感染症
> ② SLE

がリストアップされる．発熱，皮疹，多関節痛の組み合わせは，ヒトパルボウイルス B19 感染症として矛盾しない(compatible)が，SLE としても矛盾しない．ヤブ君がパルボウイルスを直感的に疑ったのは，先月パルボウイルスの症例を見たからである．その症例は，若年女性で，発熱，多関節炎，皮疹，軽度の白血球減少，血小板減少と貧血があり，ヒトパルボウイルス B19 IgM が上昇していた典型的な成人のヒトパルボウイルス B19 感染症であった．

先月の症例があまりに印象的であったので，今回の症例もむしろ普通に想起すべき SLE を思いつかずに，ヒトパルボウイルス B19 感染症と思い込んでしまったのである．

パターン認識は，強烈な印象を受けた症例や，最近経験した症例に引きずられやすい．

2) パターン認識もトレーニング次第で何とかなる？

Case 5-6

45歳男性が，悪寒，腹痛，悪心・嘔吐，倦怠感を訴えて救急室を受診した．既往歴に特記すべきものなし．
＜身体所見＞
BT 36.6℃，BP 96/54 mmHg，HR 100回/分．
腹部に圧痛認めず．手掌の皺に一致する色素沈着を認めた以外に異常なし．
＜血液検査所見＞
WBC 1,000，Hg 15.7，Plt 292．
Na 122，K 5.6，Cl 88，BUN 38，Cr 1.2，血糖 106，好酸球 20％．

「悪心・嘔吐，倦怠感があり，低血圧で，低ナトリウム血症，高カリウム血症，好酸球増多がある．これは，デキ先生が救急でいつも気をつけろといっている急性副腎不全じゃないだろうか」

ヤブ君は，コルチゾールとACTH用の採血をしたあとで，ステロイドを静注した．患者の状態は劇的に改善し，翌日には，電解質異常も補正された．

この症例を仮説演繹法によるアプローチで診断しようとした場合，患者がプレショック状態にあることを認識できれば，ショックのカード（カード5-1）[3]から吟味を進めて低ナトリウム血症（カード5-2）[4]・高カリウム血症を手掛かりに急性副腎不全にたどりつけるかもしれない．あるいは低ナトリウム血症のカードから吟味を進めても，副腎不全に到達することはできるだろう．

だが，このアプローチでは急性副腎不全の診断に時間がかかるため，場合によっては手遅れになるかもしれない．緊急性のある病態についてはパターンを修得しておくと非常に有利である．

この場合，想起した疾患が必ず正しい診断である必要はない．症例のように時間が切迫した状況では，鑑別診断の候補として思いつけることが決定的に重要なのである．

カード 5-1　ショック

ショックの鑑別診断

S：sepsis（敗血症）
H：hypovolemic（循環血漿量減少）
O：obstruction〔血流閉塞（肺塞栓，心タンポナーデ）〕
C：cardiac（心原性）
K：kooky〔その他（薬物，副腎不全，粘液水腫，アナフィラキシー，神経原性）〕

〔文献3より〕

カード 5-2　低ナトリウム血症

低ナトリウム血症

1. 等浸透圧性低ナトリウム血症
 偽性低ナトリウム血症（高脂血症，高蛋白血症）．
2. 高浸透圧性低ナトリウム血症
 (1) 高血糖
 (2) 高張液の補液（グルコース，グリセオール，マンニトール，ソルビトール，造影剤など）
3. 低浸透圧性低ナトリウム血症
 (1) 細胞外液量減少を伴う低ナトリウム血症
 ① 腎外性ナトリウム喪失（脱水，下痢，嘔吐，膵炎）
 ② 腎性ナトリウム喪失（利尿薬，ACE阻害薬，塩類喪失性腎症，鉱質コルチコイド欠損，尿路閉塞，腎尿細管性アシドーシス）
 (2) 細胞外液量が正常の低ナトリウム血症
 水中毒，SIADH，疼痛，甲状腺機能低下症，副腎不全，腎不全．
 (3) 細胞外液量増加を伴う低ナトリウム血症（浮腫）
 心不全，肝硬変，ネフローゼ症候群，腎不全．

〔文献4より〕

シミュレーションを繰り返して身につける

　ヤブ君が急性副腎不全を想起できたのは，デキ先生がカンファランスでいつもシミュレーションを行っていたからである．

デキ先生「今日の症例は敗血症性ショックだったけれど，もしこの患者さんの訴えが悪心・嘔吐，ひどい倦怠感で低血圧があったら何を考える？」
ヤブ君　「……？」
デキ先生「じゃあ，低ナトリウム血症と高カリウム血症，好酸球増多を伴っていたら？」
ヤブ君　「あ，そうか．副腎不全です」

　このようなシミュレーションを日常のディスカッションの中で繰り返し行っていれば，疾患のパターンが定着することが期待できる．

3）どうしたらパターン認識による診断がうまくなるか
(1) とにかく症例をたくさん見る
　たくさんの症例を見ることにより自然にパターンが形成される．特に，common disease についてはたくさん経験したい．common disease をたくさん経験すると認識パターンが形成されるという点で，診断推論のためにたいへん重要である．多数の症例を経験することは，臨床医を作るための基本である．研修施設を選ぶ場合には，common disease をたくさん見ることができる施設を選ぶのが望ましい．

(2) 疾患の基本的パターンをとらえて鑑別診断の候補として想起できるようにする
　思いついた診断が必ず正しいものである必要はない．パターン認識による直感的診断法だけで診断しようとするのは難しい．「この病気ではないか」と想起してカードに入れられるようになることが重要である．一例も見たことがなければすぐに想起するのは難しいかもしれないが，一例でも経験したことがあれば想起はかなり楽になるはずである．

　このためには，典型的な疾患のパターンになじんでおく必要がある．症例をたくさん経験するのが一番であるが，研修施設によってはたくさんの症例を経験できないところもあるかもしれない．その場合は，前述のようなシミュレーションやクイズ形式の casebook（症例集）を勉強することでもある程度パター

ンになじむことができる．特に緊急性のある疾患については有効である．以下に練習問題として疾患の典型的な症候パターンの例を挙げた．どんな疾患が考えられるか想起する練習をしてみよう．

> ● 臨床典型例：パターン認識のための鍵となる特徴(key features)
> 1. 頭痛
>   (1) SAH(subarachnoid hemorrhage；くも膜下出血)
>   ▶50歳代男性．前日13時45分ごろ，突然頭痛が出現した．痛みは発症時が最も強く，激痛であったが市販薬を飲んで休んでいるうちに少し軽快してきた．しかし今朝になってもすっきりしないため来院．生来健康，発熱・悪心・嘔吐なし，神経所見正常(髄膜刺激所見なし)．
>   (2) 脳出血
>   ▶60歳代女性．入浴中に風呂場で倒れているところを発見された．痛み刺激にわずかに反応するが，左半身は完全に弛緩している．15年来の高血圧の既往あり．
>   (3) 髄膜炎
>   ① ウイルス性
>   ▶20歳代女性．4日ほど前に上気道炎症状が出現．市販薬で様子を見ていたが改善せず，発熱と頭痛がひどくなってきたため来院．重症感なし．頭をふると痛い．光がまぶしい．
>   ② 細菌性
>   ▶50歳代男性．最近風邪をこじらせて発熱，膿性鼻汁などが続いていた．今朝から頭痛が強く休んでいたが増強し，さらにおかしなことを言い出したため救急車でER搬送．救急車内で痙攣あり．
>   (4) 緊張性頭痛
>   ▶45歳女性．3日前から頭痛が続いている．締めつけられるような痛みが今までになく強く，夕方にかけて増強するが，同様の痛みはと

きどき経験する．最近ストレスが多い．

(5) 片頭痛
- ▶35歳女性．今朝から頭痛が強い．右半分だけズキンズキンとして，吐き気のため食欲がない．動くと辛いのでじっとしていたが，夜になっても改善しないため家族が心配して来院．前兆はないが，光はまぶしく感じる．年に何回か同様の頭痛あり．母は片頭痛といわれている．

(6) 群発頭痛
- ▶45歳男性．前日に起こった強烈な頭痛．左半分，特に左目周囲が痛く，涙が出てくる．1時間ほどで自然によくなった．毎年同じ季節に起こる頭痛で，一度起こると1週間くらい毎日続くという．

2. 腹痛

(1) PUD（peptic ulcer disease；消化性潰瘍）
- ▶55歳男性．心窩部痛，1カ月前から早朝など空腹時に強い腹痛がある．食べると少しよくなるので食べており，体重は増加気味（黒色便なし）．

(2) GERD（gastroesophageal reflux disease；胃食道逆流症）
- ▶40歳男性．3週間ほど前から胸骨の後ろにときどき締めつけられるような痛みが走る．労作での増強はなく，むしろ（晩酌をして）横になっているときに起こりやすい．しばらくすると自然によくなるが，狭心症が心配で来院（放散痛なし，すっぱいものが上がってくる，喫煙あり，高血圧・高脂血症なし，虚血性心疾患の家族歴なし）．

(3) 膵炎
- ▶55歳男性．夕食後に出現した心窩部痛．今までに経験したことのない痛みが持続し，背部も少し痛むため深夜に受診．お腹を抱えて丸くなっているのが楽（大酒家または胆石を指摘されたことがある）．

(4) 急性胆嚢炎
- ▶55歳男性．夕方から出現した心窩部痛．熱も出現してきたため夜

診を受診．呼吸すると痛みが強くなるという．Murphy 徴候(+)．

(5) 虫垂炎
- ▶17 歳男性．右下腹部痛．昼に心窩部痛と悪心で近医を受診したところ胃腸炎といわれた．しかし症状は改善せず，右の下腹部が痛んで歩くのも辛くなってきたため深夜に ER 受診．

(6) PID (pelvic inflammatory diseases；骨盤内炎症性疾患)
- ▶19 歳女性．高熱を主訴に来院．呼吸器・尿路症状なし．左下腹部に軽い圧痛のみ．検査所見は非特異的炎症マーカーの上昇のみ(帯下はいつもより多いという)．

(7) 子宮外妊娠破裂
- ▶21 歳女性．1 時間前から急に発症した下腹部痛があり，数分後倒れこみ(気を失い)そうになった．少し休むと気分はよくなったが，腹痛が残るため来院．見た目は元気で下腹部に軽い圧痛があるが検査所見も正常．妊娠は本人が否定する(月経は不順・起立性低血圧あり)．

3. 胸痛

(1) 心筋梗塞または急性冠症候群
- ▶75 歳男性．30 分前から発症した胸痛．痛みとともに恐怖感を訴えている．高血圧・高脂血症と糖尿あり．

(2) 解離性大動脈瘤
- ▶60 歳男性．今朝車を運転中に左背部痛が発症．急な発症で，強烈な痛みだったが，仕事中だったため少し座って休んでいた．少し楽になったため仕事を再開したが，やはり痛みが続き仕事ができないため夕方に受診．受診時はかなり改善していたが心窩部が痛むという．血圧・血液検査・胸部 X 線・心電図はすべて正常．

(3) 想起した鑑別診断を仮説演繹的に検証する

　鑑別診断の候補を思いついたら，前章の仮説演繹法に従って，その診断仮説を肯定，または否定できるような情報を集めていく．この検証の過程を行わずにパターン認識をやりっぱなしにすると，パターン認識の能力自体が伸びない．想起した鑑別診断の候補が正しかったのかを確認する必要がある．仮説演繹法による診断推論とパターン認識による直感的診断法は，相互に補い合う車の両輪のようなものである．どちらか片方に偏ると診断能力が向上しにくくなる．

(4) 違和感を大事にする

　違和感を覚えたらそれを大切にして，なぜ違和感があるのか追求する．何にひっかかっているのかをはっきりさせる努力をしよう．それによりパターン認識の能力は研ぎ澄まされる．漫然とみているだけでは，診断推論の力は伸びない．

　たとえて言えば，パターン認識は名人の山登りのようなものである．地元の山登り名人が霧の山道でも歩くことができるのは，かつて何度も歩いたことがある道だからである．初心者が真似をするのは無謀すぎる．効率が悪くても安全なのは，いくつかの分かれ道を確かめながらルートファインディングをしながら歩くやり方である．

> 第5章のまとめ

1. パターン認識は悪くない．ひらめきは大事にして鑑別診断の候補に入れよう．

2. 想起した疾患について，常に仮説演繹的な検証をしよう．

3. 違和感を大事にしよう．おかしい，自信がないと感じたら，直感的に心に浮かんだ診断に固執しない．

4. たくさん見たことのある病気かどうか自問しよう．たくさんの症例を見て形成されたパターンはより信用できる．ほんの少しの症例しか見たことがなければ，パターン認識に頼らないほうが安全である．

文献
1) Sackett D.L., et al：Clinical Epidemiology; A Basic Science for Clinical Medicine (2nd ed). Lippincott Williams & Wilkins, Philadelphia, 1991
2) 福井次矢，黒川　清(監修)：ハリソン内科学(第2版)．メディカル・サイエンス・インターナショナル，2006
3) 亀谷　学，他(訳)：セイントとフランシスの内科診療ガイド(第2版)．メディカル・サイエンス・インターナショナル，2000
4) Habermann T.M., et al：Mayo Clinic Internal Medicine Board Review, 2004-2005；Concepts and Applications. Lippincott Williams & Wilkins, Philadelphia, 2004

❖ エピローグ

　ヤブ君がデキ先生の指導を受けながら研修して約2年が過ぎた．
　最近では，デキ先生に冷や汗をかかせることもなく，むしろ，やったねと褒められることが多くなっている．

> **Case**
>
> 　43歳男性が，3日目からの39℃台の発熱を訴えて救急外来を受診した．
> 　肛門付近の痛みを訴え，排便時にも痛みがある．肛門の視診では6時方向に大きな外痔核がある．直腸指診をすると，肛門周囲に強い圧痛があった．
> 　肛門外科にコンサルトしたところ，「圧痛は強いが，直腸に硬結や波動を触知しないので肛門周囲膿瘍はない，肛門痛は痔の痛みだろう．抗菌薬でしばらく治療すれば熱は下がるのではないか」といわれた．
> 　セフメタゾン静注を開始したが，3日たっても，毎日39℃以上の発熱があり，肛門痛も改善しない．別の肛門科医にコンサルトしたが，「やはり肛門周囲膿瘍は触知しない．第2世代では弱いので第3世代を使ったら」とアドバイスされた．

　「発熱と時間経過を同じくして肛門痛の症状が出現し持続している．肛門科医が何といおうと，やはり肛門付近の病変を考えるべきだ．他に感染巣と考えられる部位はなく検査前確率は高いのだから，外科医が触診で触れないといっても肛門周囲膿瘍は除外できない．現行の抗菌薬でグラム陰性桿菌と嫌気性菌はカバーされている．解熱しないのは抗菌薬のカバーが悪いせいではない．それに第3世代セファロスポリンは第2世代に比べて抗菌薬が強いわけでもない」．
　と考えたヤブ君は，第3世代セファロスポリンやカルバペネムに抗菌薬を変更して様子を見ることはせず，造影CTを撮った．その結果，直腸の粘膜下に

ringed enhance される膿瘍様の病変が発見された．針穿刺をしたところ，多量の膿が吸引され，肛門周囲膿瘍の診断が確定した．指診で膿瘍が触知されなかったのは，膿瘍が粘膜下の深いところに存在していたためらしい．排膿後，解熱がみられたが，根治手術のため外科へ転科した．

除外できない診断仮説は除外できるまで追求する

　ヤブ君は立派な一人前の臨床医に成長した．他人が何といおうと症状のあるところを追求し，横道に逸れることなく正しい診断にたどりつけるようになった．「抗菌薬を投与しておけば治る肛門周辺の病気」などと曖昧なことを考えず，鑑別診断をしっかり考え，除外できていない診断仮説は除外できるまで追求する態度が身についた．

　ヤブ君はこれからも臨床医としての困難に直面するだろう．失敗もするかもしれない．だが，ヤブ君は失敗を失敗のままにしておかないでどこが悪かったのかを学び，将来につなげる方法を修得した．さらに，新しい知識を取り込んで自分の診療行動を改変していくこともできるようになっているはずである．これこそが臨床トレーニングの目的とするものである．この本で筆者らが一番伝えたかったことはこの「知識を運用する考え方」である．

2008 年 3 月

野口善令・福原俊一

付録 01　カードの在処(ありか)

　疾患や病名に基づいたアプローチではなく，症候論・問題点からのアプローチを行っている情報源を集めた．さらに，救急外来や一般外来など，用いられるであろう状況によって大まかに分類し，簡単にレビューした．

□ 一般外来

1) 小泉俊三(訳)：10分間診断マニュアル―症状と徴候　時間に追われる日々の診療のために．メディカル・サイエンス・インターナショナル，2004
〔原書：Taylor R. B.：Taylor's 10-Minute Diagnosis Manual；Symptoms and Signs in the Time-limited Encounter(2nd ed). Lippincott Williams & Wilkins, Philadelphia, 2006〕
▶ 外来でよく遭遇する多くの問題点についての標準的な診断アプローチを簡潔に記載している．また臓器別に絞れない問題点，例えば体重減少や全身倦怠感などについて独立した章立てを行っているのが特徴である．緊急性からみた視点が弱く，治療については記載がない．

2) Frances C., Bent S. Saint S..：Saint-Frances Guide to Outpatient Medicine (3rd ed). Lippincott Williams & Wilkins, Philadelphia, 2000

3) Goroll A. H., Mulley A. G.：Primary Care Medicine；Office Evaluation and Management of the Adult Patient(5th ed). Lippincott Williams & Wilkins, Philadelphia, 2005
▶ いずれも1)の『10分間診断マニュアル』と同様に，外来患者での問題点に対するアプローチを記載しており，治療まで踏み込んだ内容になっている．2)"Saint-Frances Guide to Outpatient Medicine"はポケットマニュアルであるが，red flagsなど診療のポイントを強調したboxを挿入してあり，外来診療を行ううえで十分な事項が簡潔に記載してある．外来を始めたレジデントから若手医師に勧められる．3)"Primary Care

Medicine"はハードカバーであり，机の上に置いて調べるための参考書である．

□ 救急外来〜入院

4) 松村理司(編)：診察エッセンシャルズ—症状をみる 危険なサインをよむ．日経メディカル開発，2004
   ▶ 2004年度からの「新医師臨床研修制度」に対応した主要症状に対するアプローチを記載している．「見逃してはならない疾患」や「致死的疾患」などの項目があり，緊急性やアウトカムの軸を重視した視点で書かれている．また各疾患を診断・除外するという視点から，身体所見が記載してある点もユニークである．

5) 亀谷　学，他(訳)：セイントとフランシスの内科診療ガイド(第2版)．メディカル・サイエンス・インターナショナル，2005
   〔原書：Saint S., Frances C. : Saint-Frances Guide to Inpatient Medicine (2nd ed). Lippincott Williams & Wilkins, Philadelphia, 2003〕
   ▶ 実際の患者の徴候・症状に対してどう対応すべきかという実践的ポイントを，簡潔かつ明解に記載してある．入院患者をマネジメントするレジデントにとって必要十分の良書である．また重要事項の覚え方や最重要事項をさらにピックアップした"HOT KEY"が挿入されており，ポイントが把握しやすくなっている．原書もシンプルな英語で読みやすい．

□ 救急外来

6) 寺沢秀一，島田耕文，林　寛之：研修医当直御法度—ピットフォールとエッセンシャルズ(第4版)．三輪書店，2007
7) 寺沢秀一：研修医当直御法度　症例帖．三輪書店，2002
   ▶ 救急外来では重篤な疾患，救急性の高い疾患を切り分けることが重要である．6)『研修医当直御法度』は，そのためのポイントを救急外来でよく遭遇する症候別に述べている．内科分野に限らず「すべきこと」「してはいけないこと」が治療を含めて明確に記載してあり，また十分通読可能な分量でもあり，多忙なレジデントに勧められる．内容的には重複するが，

具体的な症例を中心に記載した姉妹書7)もある．

8) 箕輪良行，林 寛之（編）：救急総合診療Basic 20問—最初の1時間にすること・考えること（総合診療ブックス）．医学書院，2000
    ▶ 6)，7)の『研修医当直御法度』と類似する本であるが，範囲を絞り，その分やや包括的に記載してある．各症候論をもう少し詳しく勉強したいときに勧められる．

9) 山中克郎，岩田充永，沢田覚志：ERの哲人—救急研修マニュアル．シービーアール，2006
    ▶ よく遭遇するClinical problemの項目別に，頻度の高い疾患とERで見落としてはならない疾患の簡略な鑑別診断のリスト（3〜5個程度）が挙げられている．頻度と重大性の2軸を意識したカードの作り方の勉強になる．各項目は1〜2頁と短いため，ポケットに入れておいて忙しい救急外来で繰り返し参照するのに向いている．

□ **その他**

10) UpToDate（http://www.uptodate.com/）
    ▶ 問題点別のアプローチだけというわけではなく，臨床医の抱えるあらゆる疑問・問題点に解答を用意している．年3回の見直しにより良質で最新の知見が，websiteあるいはCD-ROMから手に入り，また検索機能も充実している．英語であり完全な記載を目指しているためか，ボリュームがかなり大きいのと高価なのが難点である．

付録 02　検査前確率や検査特性についての参考資料

　疫学の元データや原著論文の参照は煩雑であり，臨床現場で利用しやすいとはいえない．これらの情報を参照しやすいかたちにまとめた資料が望まれるが，このようなものは数少ない．検査前確率や病歴・身体所見を含めた検査特性について，比較的よくまとめられたものを紹介する．

1) McGee S. R. : Evidence-Based Physical Diagnosis(2nd ed). Saunders, Philadelphia, 2007
   ▶ 身体所見の検査特性についてまとめたものであり，自分が行っている診察所見の意味を理解できる．同様のものとして，JAMAに連載された論文"Rational Clinical Examination"のシリーズがある．
2) Straus S. E., et al : Evidence-Based Acute Medicine. Churchill Livingstone, New York, 2002
   ▶ 救急現場でよく見る疾患の有病率や行われる検査についての特性をまとめたもの．データブックに近く，構成に慣れるまではやや読みづらい．
3) Black E. R., et al(eds) : Diagnostic Strategies for Common Medical Problems(2nd ed). American College of Physicians, Philadelphia, 1999
   ▶ 内科の日常臨床でよく遭遇する疾患や問題ごとにデータを記載し，さらにこれに基づいて適切と思われる診断戦略を述べてある．
4) Wallach J. : Interpretation of Diagnostic Tests(8th ed). Lippincott Williams & Wilkins, Philadelphia, 2006
   ▶ いわゆる血液検査に関して網羅的に記載してある資料．検査特性がメインテーマというわけではないが，個々の検査の特性について比較的詳細に記載してある．

付録 03 臨床疫学の基礎知識

□ **検査前確率** pretest probability
  ▶ 検査をする前の臨床状況によって，目前の患者がある疾患を持つ確率が決まる．問診と診察から得られる情報（臨床情報）とこれまでに集積された疫学的データにより，その確率はおおよそ予測できる．また問診や診察を検査と考えれば，検査前確率は有病率に一致する．

□ **検査後確率** posttest probability
  ▶ 検査をしたあとに患者がある疾患を持つ確率のこと．検査前確率と行った検査の特性から推定できる．

□ **2×2表（2かける2表）** 2 × 2 table（2 by 2 table）
  ▶ 疾患を持つ可能性がある対象に検査を行ったとき，得られた結果には4つの場合が考えられる．それらを以下のように1つの表で表したもの．

	疾患あり	疾患なし
検査陽性	(a)真陽性 TP	(b)偽陽性 FP
検査陰性	(c)偽陰性 FN	(d)真陰性 TN

□ **有病率** prevalence
  ▶ 対象の属する集団のうちで実際に疾患を持つ者の割合のこと．2×2表では，$(a+c)/(a+b+c+d)$．

□ **感度と特異度**
● **感度** sensitivity
  ▶ 実際に疾患を持つ者の中で，検査が陽性に出る確率のこと．真陽性率

truly positive rate または positive（test）in disease とも呼ばれる．集団の有病率に影響されない．

2×2表では，$a/(a+c)$．

- **SnNout**　sensitivity negative rule out
  - ▶ 感度が非常に高ければ，検査陰性のときにその疾患は否定できることを意味する．感度が高い検査は，見逃しを少なくしなければならないスクリーニングなどで用いられる．
- **特異度** specificity
  - ▶ 疾患を持たない者の中で，実際に検査が陰性に出る確率のこと．真陰性率 truly negative rate または negative（test）in health とも呼ばれる．集団の有病率に影響されない．

    2×2表では，$d/(b+d)$．
- **SpPin**　specificity positive rule in
  - ▶ 特異度が非常に高ければ，検査陽性のときにその疾患であると診断できることを意味する．特異度が高い検査は，誤診断を減らしたい2次検査などで用いられる．集団の有病率に影響されない．

□ **陽性予測値／陰性予測値**
  - ▶ 感度や特異度は，ある集団に対して検査を施行した場合の検査の特性を示すものである．しかし，実際の臨床では個別の患者を対象としており，重要なことは検査が陽性（陰性）となったときに，その患者がどのくらいの確率で疾患を持つ（持たない）のかということである．検査結果が得られた時点で，患者が疾患を有する確率を予測値という．これは2×2表を横に読むことで導かれる．
- **陽性予測値** positive predictive value：PPV
  - ▶ 検査が陽性となった者の中で，実際に疾患を有する者の割合のこと．

    2×2表では，$a/(a+b)$．

    PPVは有病率に影響を受けていることに注意が必要である．つまり有病率の非常に低い集団では，特異度の非常に高い検査であったとしても，陽性例はほとんど偽陽性となる（＝陽性予測値が低い）．

- **陰性予測値** negative predictive value：NPV
  ▶ 検査が陰性となった者の中で，実際に疾患を有さない者の割合のこと．
    2×2表では，d/(c + d)．
    NPV も PPV と同様に有病率に影響を受けている．つまり有病率の非常に高い集団では，感度の非常に高い検査であったとしても，陰性例はほとんど偽陰性となる（＝陰性予測値が低い）．

感度と特異度が高い検査でも，集団の有病率によって PPV と NPV は影響を受けるため，検査結果の解釈には有病率を意識する必要がある．

□ **尤度比** likelihood ratio
- **陽性尤度比** positive LR / LR ＋
  ▶ 疾患を持つ人は持たない人に比べて検査結果が何倍くらい陽性になりやすいかを，オッズを用いて示したもの．通常1以上の値をとる．
    LR ＋ ＝ 真陽性率/偽陽性率 ＝ a/(a + c)/b/(b + d) ＝ 感度/(1 －特異度)
- **陰性尤度比** negative LR /LR －
  ▶ 疾患を持つ人は持たない人に比べて検査結果が何倍くらい陰性になりやすいかを，オッズを用いて示したもの．通常0から1までの値をとる．
    LR － ＝ 偽陰性率/真陰性率 ＝ c/(a + c)/d/(b + d) ＝ (1 －感度)/特異度

多くの診断的検査の LR は陽性尤度比が 2 ～ 5，陰性尤度比が 0.5 ～ 0.2 であり，検査前確率が「中程度」のときのみ有用である．逆に検査前確率が高い，または低いときは疾患の確率(検査後確率)は大きく変わらない．

陽性尤度比＞10 の検査は powerful だが高価で危険なことが多い．検査前確率にかかわらず rule in できるような検査は，生検などの一部に限られる．

検査の尤度比を用いて，検査前確率から検査後確率を計算で導き出せる．
1) 検査前確率をオッズに変換．
2) 検査前オッズに尤度比を乗ずる＝検査後オッズ．
3) 検査後オッズを検査後確率に変換．

付録03

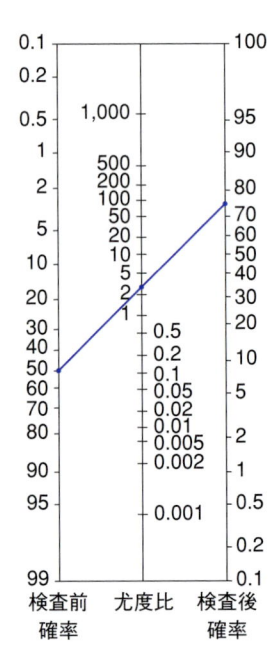

図　ノモグラム
1) 検査前確率の軸の50％をプロットする．
2) 尤度比の軸の3をプロットする．
3) 両者を結んだ直線を延長し，検査後確率の軸との交点を読む．

以下に例題を挙げる．

例題）検査前確率50％の状況で，陽性尤度比3の検査が陽性であった．この場合の検査後確率は？
1) 検査前オッズ = 0.5/0.5 = 1
2) 検査後オッズ = 1 × 3 = 3
3) 検査後確率 = 0.75 = 75％

オッズの概念は理解しにくく，計算も要することから図のノモグラムを用いて検査後確率を導くこともできる[1]．

文献
1) Fagan TJ：Nomogram for Bayes theorem. N Engl J Med 293：25, 1975

索引

欧文索引

AIUEOTIPS　36

Bayes 確率　105
by system, 徹底的検討法　186

case-finding instruments for depression
　　　　　　　　　　　　126
CD toxin
　──の感度　165
　──の特異度　165
clinical prediction rule, 胸痛の　108
clinical problem　5, 15
common, 頻度が高い疾患　88
common things occur commonly　63

false alarm　134

golden time　61, 69
　──, 治療の　70

hypothetico-deductive method　184

key features　201

monoarthralgia　33
monoarthritis　32
must be ruled out　88, 89

negative LR/LR −　215
negative predictive value　138, 215

overdiagnosis　102

polyarthralgia　33
polyarthritis　33
positive LR/LR ＋　215
positive predictive value　137, 214
posttest probability　213
pretest probability　213
prevalence　213
problem solving　2

red flag sign　69, 74, 79, 82
ROC 曲線, 検査の性能　133
rule in　119, 185
rule out　120, 185

sensitivity　213
sensitivity negative rule out：SnNout
　　　　　　　　　　　　122, 214
　──の例　141, 143
specificity　214
specificity positive rule in：SpPin
　　　　　　　　　　　　122, 214
　──の例　142

threshold　114
TIA と失神　45
treatability　69

UpToDate　211

VINDICATE!!! ＋ P　187

Western blot 法 HIV 抗体検査の検査性能
　　　　　　　　　　　　125

索引

和文索引

あ

アイウエオチップス　36
アウトカム
　──の軸　60, 74, 75, 86
　──の重大性　74
アルゴリズム法　189
朝のこわばりのカード　39

い・う

インデックス　16
生きカード　18, 21, 23, 147
生きた情報　2
医学情報化，患者の言葉の　2
意識障害　36
　──のカード　36
一般外来　90
院内発症の下痢のカード　56
院内発生の発熱のカード　55
陰性尤度比　215
陰性予測値　138, 215
運動負荷心電図の診断特性　156

か

カード　15, 16
　──，初心者の　25
　──，達人の　25
　──が大きすぎる失敗　43
　──の在処　209
　──の内容の誤り　45, 48
　──を作るトレーニング　92
　──を引く　17
　──を引こうとしない失敗　29
　──を持っていない失敗　32
カード2軸式診断法シート　93
仮説演繹法　60, 62, 104, 184
　──による診断仮説の検証　146
　──の短所　186
　──の長所　186
過剰診断，検査による　102
海外旅行帰国者の急性下痢症　22

確定診断　13, 118, 119, 185
　──と除外診断　145
確率のバーグラフ　106
患者
　──が疾患を持つ可能性　104
　──のアウトカム　58
　──の言葉の医学情報化　2
感度　213
　──が高い検査　122
鑑別診断
　──の仮説　104
　──の仮説の検証　18
　──の想起　33
　──の知識の誤り　45
　──のリスト　17

き・く

偽陰性　133
　──の害　135
偽警報　134
偽陽性　133
　──の害　135
救急外来　90
狭心症でない胸痛　3
胸痛　203
　──と胸部不快感の鑑別診断　188
　──の clinical prediction rule　108
　──の種類　5
緊急性　73
　──の視点　67
クズ情報，仮説演繹法　107

け

系統的な分類　186
頸部硬直
　──の感度　177
　──の特異度　177
検査閾値　116, 117
　──と治療閾値　117
検査後オッズ　216
検査後確率　107, 213
　──の解釈　161, 164

218

検査性能
　——, 2質問法によるうつ病スクリーニングの　126
　——, Western blot法 HIV抗体検査の　125
　——, 抗核抗体の　124
　—— のグラフ　140
検査前オッズ　216
検査前確率　107, 213
　—— の出発点　130
検査の性能　121, 146
検査乱発の害　102

こ

ゴミ箱的診断仮説　84, 85
誤分類　35
誤翻訳　35

し

シマウマ探し　63
シマウマリスト　64
ショックのカード　54, 199
死にカード　18, 21, 27, 40, 187
思考停止　28
事後確率　107
　——, 情報が陰性であった場合に患者が疾患を持つ　138
　—— の解釈　161, 164
　—— の推定　127
事前確率　107
　—— の影響　129, 132
　—— の推定　149, 150, 152
　—— の見積もり　155
時間の軸　60, 66, 71, 73
軸の使い分け　89
失神　37
　—— と一過性意識消失のカード　53
　—— のカード　37
疾患の確率を変化させる力　127
質問のかたち　13
質問リスト　16
受信者操作特性曲線　133
重大性, 疾患の　88

除外診断　14, 118, 120, 185
　—— と確定診断のバーグラフ　119
身体診察　43
進行性, 患者の病態　73
　—— の視点　71
診断仮説　14
　—— の検証エラー　149
　—— の生成　14
　—— の独立性　169
　—— を生成する　23
診断推論　12
　—— の失敗　28
診断特性, 運動負荷心電図の　156
診断における臨床医の任務　31
診療の場　89

す・せ

頭痛　201
推定の誤りの連鎖　158
随伴症状のない発熱のカード　30
静的診断学　67
全身性浮腫のカード　49

た

多関節炎痛　33
　—— のカード　34
対立仮説　169
高い治療閾値　115
単関節炎痛　32
　—— のカード　34

ち

知識不足　31
治療
　—— が可能なタイミング　69
　—— が有効なタイミング　70
　—— の golden time　69, 70, 73
治療可能性　69, 70, 86
治療閾値　113, 114
　——, 高い　115
　——, 低い　124
直感的診断法　190

て

低ナトリウム血症のカード　199
適切なカードにたどりつく訓練　159
徹底的検討法　186
典型的労作性狭心症の胸痛　3

と

トロポニンT
　――の感度　162
　――の特異度　162
どうして検査やってない症候群　99
動的診断学　67
特異度　214
　――が高い検査　122

な・に・ね・の

何か違うという感覚, パターン認識における　196
2×2表　213
　――の作り方　137
2質問法によるうつ病スクリーニングの検査性能　126
二次性レイノー現象のカード　39
念頭に置く, Red flag sign　81
ノイズ情報, 仮説演繹法　107
ノモグラム, 検査後確率を求めるための　216

は

バーグラフ
　――, 確定診断のための性能　123
　――, 除外診断のための性能　123
パターン認識　190, 193
　――の短所　194
　――の長所　194

ひ

非可逆性　74, 86
非可逆的なアウトカム　81
低い治療閾値　114
病歴聴取　43
頻度　88
　――が高い疾患　89
　――と重大性の2つの軸　87
　――の軸　60, 62, 65

ふ・ほ

2つの軸　87
不明熱のカード　42
腹痛　202
複数の診断仮説　169
発作的でない胸痛　3

ま・み・も

間違ったカードを引く失敗　40
3つの軸　59
見出し, カードの　16
見逃してはいけない疾患　89
見逃しに対する不安　100
問題解決, 患者の　2

や・ゆ・よ

藪医者　9
尤度比　215
有病率　213
陽性尤度比　215
よくあることはよく起こる, 患者の頻度　63
陽性予測値　137, 214
腰痛のカード　52

り

臨床状況　23, 27
臨床典型例　201